女性の心と体を整える28日間のセルフケア・ブック

月のリズムセラピー

城谷朱美

日貿出版社

読者のみなさまへ

＊ 本書は著者の体験に基づくセラピーの書です。医学的、精神医学的、心理臨床的、法的、そのほかの専門的な助言に代わるものではないことをお断りしておきます。

＊ 本書では、生理周期、および生理周期における女性の体の変化や日数に関しては一般的な説に基づいています。個人差があることをご理解ください。

＊ 本書で取り上げている月のリズムは約29.5日ですが、生理のリズムにあわせてわかりやすくするために28日としています。

＊ 本書の第2章は、28日間の月齢を当てはめ、構成しています。新月（1番目の月の日）から、今日は何日目、と見てください。実際の15日目が満月でなくても、満月を15日目として読んでください。

目次

第2章　新しい自分に出会うための28日間——39

第1章
月からのメッセージ

読者へのメッセージ

この本は、月と生理のリズムにそって毎日の暮らしのヒントをお伝えするとともに、あなたという存在がこの世に生を受けた意味を探るお手伝いをするために執筆しました。

「今の自分が大好き！」

そう言えるあなたなら、もしかしたらこの本は必要ないかもしれません。

この本では、心と体に悩みを抱える女性に、幸せになるためにはどのように生きればよいかを私が得た体験と知識をもとに、お伝えしていきます。

現在、様々な心や体の癒しの情報があふれていますが、それを利用する目的は何だと思いますか？　「幸せになるため」ではないでしょうか？　すべてがここに集約されると思います。では「本当の幸せ」とは？

心と体が癒され、心身の状態が整ってくると、人は自然に、自分という存在の意味を探り始めるようになります。限られた人生を刹那的に生きるのではなく、宇宙の大きな流れの中の「個としての自分」を意識し始めるのです。

みなさんが、心と体を整えて自分の人生の目的を悟ったときに、人は魂が震えるような

「本当の幸せ」に辿《たど》り着くのではないでしょうか？　みなさんに「本当の幸せ」に辿り着いてほしい……そんな想いで、この文章をしたためました。

この本では、ヨガ、アロマテラピー、オーラソーマ、バッチフラワーレメディ、ＮＬＰ（Neuro Linguistic Programming／神経言語プログラミング）、マクロビオティック、細胞矯正医学、ＥＬＰ（Eternal Life Program）などの知識も簡単にわかりやすく紹介しています。いろいろ試してみたけれど、どれが自分にあっているかわからないという人や、広く知っておきたいという人にもミニ知識として役立てていただけると思います。

この本で伝えたいこと ～私自身の振り返り～

まず私がなぜ様々な癒し、そして月のリズムに興味を持ったのかということからお話ししようと思います。

私は、小さい頃から空を見上げるのが好きで、縁側や屋上に布団を持っていって夜空を見上げながら眠ったりしていました。また、月や天体の配置が人の心理に影響を及ぼすことを学者が統計をとって調べたなどという話が好きで、その頃から何となく自然（天体）が人に与える影響というテーマに惹《ひ》かれていたのかもしれません。神秘的なこと、精神的なことや、人はなぜこの世に生まれてくるのか、何のために生きるのか……など哲学的なことにも心を惹かれていました。

この世に生まれた意味がわからないながらも、社会のために役に立つことをしたい、という気持ちから、大学と大学院では法哲学と福祉を専攻しました。同級生には、NHKの有働由美子キャスターがいました。

そして大学院在学中に、ふと有働さんを思い出したのです。「そうだ！　テレビを通して福祉の仕事をしよう！」と考え、NHKの採用試験を受験し、運よく合格しました。

入局後、報道番組のディレクターとして神戸支局に配属されました。そして3年目に起こった阪神淡路大震災。私にとって生涯忘れることのできない出来事の一つです。ケガをした人、家族を失った人、家が全壊し、住む場所を失った人……。目の前には苦しんでいる人がいるのに、私がしなければいけないのは、その人たちを助けることではなく、無理矢理説得して取材させてもらうこと。

「行政を動かすためにぜひ撮影させていただきたいのです」と、ゴリ押しの説得をして。

理想と現実の違いに悩みが芽生えてきたのは、この頃からです。

それに、ディレクター職は普段でさえハードワークで、深夜まで残業をしたり、泊り込みで仕事をすることはザラ。生活のリズムがめちゃくちゃになりました。高校時代から生理痛が重かったのですが、それもますます悪化。取材先で30分腰掛けているだけで、いすを経血で汚してしまうぐらい異常な出血量です。

疲れが取れず、仕事に対する悩みも加わってかなりのうつ状態になってしまいました。

この頃の私は心も体調もボロボロ。仕事もままならない状態になったため、休みをもらって実家に帰ったのは入局5年目のときでした。

ヨガとの出会い

NHKに入って2年目だったでしょうか。

演出家の鴻上尚史さん主催の、高校生向けの演劇ワークショップを取材しにいったことがあります。それまでまったく演劇の世界に触れたことがなかった私は、柔軟体操やストレッチが始まったのを見て「演劇なのに体育のクラスみたい」などと少し不思議に思ったのを覚えています。

「体の硬いやつは頭も心も硬いんだ！」

と鴻上さんが叫ぶように高校生たちに言った言葉が強烈に印象に残りました。

「体を柔らかくしなくちゃいけない」

この日から強くそう思うようになりました。

今、ヨガのクラスで生徒さんに話しても驚かれるばかりですが、昔は体が硬く、前屈しても指先がひざから少し下に触れるくらい。かといって、毎日自分で努力してストレッチするのも苦痛で仕方ないし、忙しくてどこかに通うのも無理。鴻上さんの言葉が気になりながらも何にもしない日々がその後数年続きました。

仕事を休んで実家に戻ったときは、近くの温泉に毎日通って体を癒すことだけに時間を費やしました。そのかいあってか、少しずつ健康を取り戻していきました。

「この仕事、辞めよう」

悩み始めて数年、ようやく決心することができたのです。辞める手続きのために、1カ月ぶりに東京に戻ったら、みな口を揃えて「元気そうだね」と言ってくれました。このときに私は自分らしい人生への第一歩を踏み出し始めたのだと思います。

そして数カ月後、NHKの後輩だった今の主人と結婚し、札幌で新婚生活がスタート。専業主婦ですから時間はたっぷりあります。鴻上尚史さんの言葉を思い出し、「そうだ！体を柔らかくしよう！」と思い立ちました。

思い立ったらすぐに行動しないと気が済まない私は、すぐに駅前のカルチャースクールのヨガクラスに申し込みました。

そこで、素敵な先生と出会ったことがその後の私の人生に大きな影響を与えることになります。先生はオードリー・ヘップバーンのように可憐な美しい方です。年齢は、30代後半くらいに見えました。私はいっぺんに先生のファンになりました。

何回か通ううちに個人的にお話する機会ができ、先生が50才を迎えられるようなお年だと知り本当に驚きました。先生は、好奇心旺盛で、柔軟で、いきいきと楽しそうに話されます。一緒に時間を過ごすだけで、私も元気になれました。30才を目前に年をとることに不安を覚えていた私は、先生とお会いして、「素敵な50代になろう！」と思えるようになったのです。

そして先生のクラスでヨガをやっているうちにみるみる体が変わっていくのを実感しました。体が変わっていくと心も柔軟に変わってくるのです。

以来、ヨガへの関心がますます高まってきて、東京へ引越してからは沖ヨガの第一人者である龍村修先生の指導を受けるようになりました。先生がしてくださる、ヨガに関する深いお話をうかがうのが楽しみで、気がついたら指導者コースを修了していたという感じです。

こうして10年近くヨガを続けてきました。もうすぐ40才に近づこうとしている今、ヨガを始めた10年前に比べて健康で若々しい自分になったと思います。本当に続けてきてよかったなと思います。

NLPとの出会い

仕事を辞めて、結婚した私はヨガを続けながら、自分の行くべき道をずっと模索していました。そんなある日、書店で行政書士の本を見つけました。ちょうど試験は3カ月後。猛勉強して無事合格しました。今度は司法試験を目指してみようと、専業主婦をしながら法律の勉強漬けの日々が始まったのです。

司法試験を目指したのは、NHK時代の震災報道で、医師と弁護士が被災者の助けになっているのを取材し、直接人を助けられる仕事は素晴らしいと思ったからです。でも、今から医学部を目指すのは無理。一方、弁護士は、試験制度も変わり、挑戦しやすい環境になりつつありました。それに、もともと法律に興味があったから、よし、司法試験を受けてみようと思い立ったのです。最初の1年は学ぶことが楽しくて、大学生や社会人の友人たちとゼミを開いたりして充実した日々を送っていました。でも2年目、3年目と、同じことの繰り返しの日々に嫌気がさしてきて、うつうつとしてきたのです。

そんなある日、札幌時代のヨガの先生から「人生で成功している人はどういう人か」というテーマのセミナーに誘っていただきました。

この頃の私は、この手のセミナーは怪しいものだと思い込んでいましたが、心から信頼する先生が誘ってくださるので思い切って参加しました。でも、そこで幸せになるための心のあり方について真正面から学ぶという経験をしたのです。それはとてもとても新鮮な体験でした。

思い立ったら即行動、の私はセミナーが終わるやいなや、講師の先生のところに行って開口一番、「私、先生みたいに人を元気にさせるセミナーをする仕事につきたいんですけど、何から勉強すればいいいですか？」とお聞きしました。先生も開口一番、「ＮＬＰを学ばれるといいですよ」と教えてくださいました。

ＮＬＰのセミナーは10日で30万円余りという高額な受講料でしたが、すぐに申し込んでしまいました。そこで学んだのは、五感を使って自分の内的なイメージを探り、理想の状態をできるだけ具体的にイメージしていくということです。

自分が望んでいるものを具体的に知り、心の方向づけをしていけば、自ずと現実もその方向に近づいていくことを体験しました。実際、本を書くこと、緑の見える大きな窓の部屋に住むこと、精神的なインスピレーションを育むようなセミナーを開催すること……など、自分の人生の中で実現するとは思えなかったことが現実となっています。

アロマテラピー&冷えとり健康法との出会い

ＮＬＰを学んでから、セミナーの講師をしてみたいと思い、企業研修をしている会社に就職を決めましたが、タイミングを逸してお断りしてしまいました。忙しい職場だと聞いて、また体調を崩して働けなくなるのではと心配し、自信をなくしてしまったのも理由の一つです。司法試験の勉強を再開する気にもなれず、これから何をしようか……と思っていたところ、以前から興味があったアロマテラピーを勉強してみようと思いつき、「アロマテラピーの学校」へ通い始めました。女性ホルモンのバランスを整えるためのアロマテラピーを提案し、その分野では第一人者である宮川明子先生が主宰されている学校です。

私は、学ぶなら本格的に学び、どうせなら資格も取っておきたいと思うタイプ。アロマテラピーの学校も、週4日のアロマセラピストクラスに半年間通いました。

アロマテラピーを生活の中で日々実践して、体を大切にしながら暮らしていると、昔からひどかった生理痛も少しずつ緩和されてきて体調もよくなってきました。体の仕組みについてもかなり専門的な内容を学ぶので、自分の体を感覚だけでなく頭で理解することができるようになりました。自分の体について理解が深まることで、漠然とした不安がずいぶん少なくなった気がします。

また、進藤義晴先生という医師が考案された「冷えとり健康法」を実践していたのもこの頃です。夏でも絹のズボン下と5本指靴下を2～3枚重ねばきして、朝夕に精油を入れた足湯や腰湯をして徹底的に体を温めます。大きな陶器の湯たんぽを2つ用意して、寝る前に熱湯を注ぐのが日課でした。

食べすぎやネガティブな感情を持つことも、冷えにつながっていることを知り、驚いたのを覚えています。極度の冷え性で、夏にミュールをはくなど考えられなかった私ですが、今ではかなり薄着で外に出かけても大丈夫。体温も35度前半から36度前半までに上がり、ようやく人並の生活ができるようになったのはここ数年のことです。

オーラソーマ&ELPとの出会い

そしてアロマテラピーの学校を修了したのを機に、NLP講座で知りあった知人が主宰するオーラソーマのセミナーに参加することにしました。オーラソーマとは、カラーボトルを使ったカラーセラピーのことです。セミナーで待っていたのは不思議な色の世界でした。色と心の、深い関係を知り、毎日感動の連続でした。

同じ頃、ヨガの龍村先生が主催する高野山合宿にも参加しました。そこで名古屋で活躍されていた女性のヨガの先生と出会い、「ELP（Eternal Life Program）」というものを教えていただきました。ELPとは哲学、心理学、人文学、宗教学をベースにした総合的人格教育プログラムです。宇宙の成り立ち、生命の進化や、人類の歴史の中に法則性を見出していくのです。教科書に載っている事実をパズルのように並べるだけで、歴史が繰り返されていることが実感できて本当に驚きます。また、見えない世界を科学的に検証し、人間はどこから来てどこへ行くのか、人間が、この世に生まれてきた目的は何かを明確にしていきます。そして、その答えは男女の関係にあるというのです。創始者は、長く企業などの人材教育に携わってきた本宮隆久先生という方です。

ELPのパンフレットに載っていた先生は、私と年の変わらない30代の方でした。とても身近に感じられ、深いインスピレーションを感じたのを今でも覚えています。

私が当時頭を悩ませていたのは、私自身の結婚生活のこと。生涯をともにするパートナーとの関係をどう作り上げていくか、どうしたら深く理解しあえるのかがテーマでした。でも、深く理解しようとすればするほど、ぶつかりあい傷つけあう日々が続いていました。それまで、仕事上の成功についてインスピレーションをくださる方はたくさんいましたが、男女関係における「成功」について言う方は一人もいませんでした。でも、本宮先生の写真を見たときに「この方なら何かヒントをくれるかもしれない」と強く思ったのです。

そんな直感に導かれるように参加したＥＬＰの学校で私は、私を支えてくれている夫とのつながりの意味をしっかりと理解することができました。

オーラソーマは色から、ＥＬＰは歴史や科学から、見えない世界の法則性を探っていきます。オーラソーマは、ただ色について学ぶというよりは、魂の世界について知る精神世界への入り口のようなものです。その世界に興味を持った人にはＥＬＰまで学ぶことを強くおすすめしたいと思います。

バッチフラワーレメディとの出会い

バッチフラワーレメディを知ったのは、ＮＬＰ関係のセミナーでのことです。

スポイトで何か口に入れている方がいたので、気になってお聞きしてみたら、それは「バッチフラワーレメディ」というものでした。レメディとは植物などのエネルギーを写した水のことで、全部で38種類あります。イギリス人医師のバッチ博士が、病気の根本原因は精神の不調から来ると確信し、様々な研究を重ねた結果誕生しました。そのとき自分の感情にあったレメディを選び、気分の不調を整えます。この「気分の不調を整える」

という点に惹かれ、早速バッチフラワーレメディについて学ぶセミナーを受けにいきました。

精神科の医師やセラピストなどが治療と並行して使っているケースもありますが、自分の感情に気づき、自分でレメディを選んで感情を整えていくことがバッチ博士の理想です。

感情はエネルギーであり、ある一定の振動数を持ち、そして、色も植物もある一定の振動数を持っています。それらの振動を利用して感情を整えていくのが、バッチフラワーレメディであり、オーラソーマをはじめとするカラーセラピーだと考えています。

レメディは、選ぶ段階で自分の感情に意識を向けます。そこが大切なポイントです。無意識に感情に振り回されている状態から、自分を振り回している感情の存在に気づき、一歩冷静なスタンスをとることになるからです。そして感情にピタリとはまるレメディを使うと、嘘みたいに感情の霧が晴れるから不思議です。

アロマテラピーショップなどで手軽に買えて、毎日の食事をとるようにレメディを選んで、自分の感情を整えられるのがいいところだと思います。

マクロビオティック&細胞矯正医学との出会い

有機野菜に興味を持ったのは高校生のときでした。有機野菜の宅配が、始まったばかりの頃のことです。値段が高いと渋る親に頼み込んで宅配の申し込みをしてもらいました。最初の宅配で赤紫のラディッシュが入っていて「やっぱり普通に買う野菜よりおいしい気がするわね」と母が言ってくれて、ホッとしたのを覚えています。

実家は商店街のすぐ近くだったので、安くて新鮮な野菜がすぐに手に入る環境でした。にもかかわらず有機野菜の魅力に惹かれたのは、虚弱な私の体が欲していたからでしょうか？　私は幼い頃、インスタントラーメンや魚肉ソーセージが大好きでした。かなりの量の添加物をとっていたと思います。私が肉体的にあまり強くないのも、大切な成長過程でそういう食生活だったこともかなり影響していると思います。

成長するにつれ、自分があまり丈夫でないことを悟り、健康にはかなり気を使うようになっていきました。マクロビオティックに興味を持ったのは、結婚してからすぐのことです。

マクロビオティックでは、食事によって体の陰陽のバランスを整えていきます。その土地でとれたものはその土地に暮らす人の体を自然に整えてくれ（身土不二《しんどふじ》）、食べもののエネルギーをいただくために皮も実もまるごといただく（一物全体《いちぶつぜんたい》）ことを説いています。私は、自然食品店を見つけては足繁く通い、本を買ってきてはフムフムと納得し、自己流で取り組みました。

玄米菜食も実践し、添加物を排除する生活を続けていましたが、失敗も多々ありました。玄米をよく噛まずに食べて胃を壊したり、外食のときに肉や魚の入っていないメニューを探すのにこだわったり、添加物や味つけ、残留洗剤などが気になって心から食事を楽しめなかったり。厳密になりすぎて、精神的につらくなり、反動でジャンクフードをたくさん食べてしまったこともあります。そこでようやく、食事の内容もさることながら、精神の持ちようが大事なのだなと悟りました。いい素材を使い、その時の体調にあった食べものを選びながら、そうでないものを食べざるを得ないとしても、楽しく、感謝していただくことを多くの失敗から学んだのです。

そんなとき、アロエベラジュースと、その価値を裏づける細胞矯正医学というものに出会いました。細胞が正常に新陳代謝するためにはおよそ50種類以上の栄養素が必要だといいます。自己流のマクロビオティックを実践していた私は、確かに病気ではありませんでしたが、人に「元気そうだね！」と言われるほどパワーに満ちあふれていたわけではありませんでした。いわゆる植物的な感じです。今思えば、栄養素が不足していたのですね。

それが、アロエベラの大量の栄養素が体に入ることにより、体が燃え出したようです。生理痛もまったく消えてしまい、週に何日か活動すると何日か寝込まなければならなかったのに、生活が一変してしまいました。

今では毎日動きっぱなしでも大丈夫。本当に感謝しています。冷えとり健康法を実践することでもかなり体質が改善されていましたが、さらに良質の栄養素をたくさんとったおかげで、冷えが解消されました。ノースリーブを着て、ミュールをはけることがこんなにうれしいのは、私ぐらいかもしれません。

これらの体験を通して、食べものをエネルギーでとらえるとともに、栄養素の概念を持つことはとても大切だと思うようになりました。そして栄養素をとるには生命力を失ったサプリメントではなく、できるだけ食べものに近い状態のものからとることが大切です。体は食べものから作られるからです。このことを伝えていくことが、私の使命の一つだという気がしています。マクロビオティックと細胞矯正医学は、私の食に対するとらえ方の両輪となっています。

月のリズムとの出会い ～今の私～

20代から30代にかけては、乱れた生活リズムを整えるのが課題でした。結婚後も、朝は起きられない、朝ご飯も作れないという調子です。とにかく朝早く起き、自然のリズムで暮らしたいと心から願っていました。

『月の癒し』（ヨハンナ・パウンガー、トーマス・ポッペ著　飛鳥新社）という本に出会ったのは札幌時代です。まだヨガを始めて間もない頃でした。札幌の夏は真っ青な空が広がり、冬は雪がしんしんと降り積もります。冷え切った夜空を見上げるとくっきりとした輪郭の月……。大自然の力を感じざるを得ない土地で、この本に出会ったのも不思議な縁です。

本には月が心身に与える影響と、その影響を生かして、女性が健康に美しくなる生活術が紹介されていました。自然のリズムを感じて、自分への気づきを深めるためのポイントなどが示されています。本書の「月のリズム」も『月の癒し』に書かれたヨーロッパの民間伝承をベースにしています。ヨーロッパの民間伝承ですが、私が実際にやってみて、日本人にも無理なく当てはまることだと実感したからです。

占星学のホロスコープに興味を持ったのもこの頃です。毎日空を見上げていると、月の満ち欠けはあっという間です。宇宙のダイナミックさを感じます。天体の位置と地球環境や航空機事故の関連性について書かれた本には、太陽系の天体が十字に並ぶグランド・クロスの瞬間には、事故や災害が起きやすいとありました。次のグランド・クロスの瞬間には、地球で何が起こるのだろうと不安になっていたのもこの頃です。

ホロスコープとは、ある人が誕生したときの太陽系の星の配置を図にしたものです。天体の配置が地球に大きな影響を与えているなら、生まれた瞬間の星の配置がその人の精神や肉体に影響を及ぼすのは、考えれば当然のことだと思うようになりました。

持って生まれた星のエネルギーを、どのように人生で生かしていくか。自分の可能性を探るために、ホロスコープを参考にするのは悪くないと思います。「当たっている」「当たっていない」という視点だけでなく、「自分にはこんな可能性があるかもしれない。ではこれにもチャレンジしてみよう」というアクションを起こすための原動力として、使ってほしいと思います。またホロスコープはまわりの人を客観的に理解するのにとても役立ちます。自分でホロスコープが読めるようになると、他の人のホロスコープを見ることで、その人を立体的に理解できるようになります。

ＮＬＰでも、五感のうちどの感覚をより多く使っているかによって、人をタイプ分けします。またインドの伝承医学のアーユルヴェーダでも、体質分けをします。私は様々なタイプ分けの方法を知ったことで、感情を切り離して、客観的かつ立体的に人を理解することを学んだ気がします。また、心の引き出しが増え、とても柔軟に人を受け入れられるようになったと感じています。

ヨガから始まり、植物の力を実感させてくれたアロマテラピー、光の振動が感情と呼応していることを教えてくれたオーラソーマ、人間のイメージの力を実感させてくれたＮＬ

P、体を造るおおもとである食事の概念を教えてくれたマクロビオティックと細胞矯正医学、他人と自分を比べないことを教えてくれたアーユルヴェーダ、自分で自分を癒すことの大切さを教えてくれたバッチフラワーレメディ、自分の持っている「質」を花開かせる手助けになるホロスコープ……。

心と体が癒されていくにしたがって、私は、人は癒されて最終的には何を目指すのだろうかということに興味を持つようになりました。そこで出会ったのが永遠の命について考えるＥＬＰでした。

今まで学んできた様々な知識や体験が、月のリズムと、女性の心と体のベースになっているる生理のリズムという2本の柱を得て私の中で一つになりました。そして、生理と月のリズムを意識して様々な癒しのツールを生活に取り入れるという、現在の方法に辿り着いたのです。

月のリズム、そして、生理のリズムを意識することは、毎日の生活の中で自然のリズムを感じること、そして自分の心や体がそれに影響されていることを実感することであり、ひいては宇宙の創造主の意志を感じることになるのではないでしょうか。様々な癒しは、神なる存在とその意志を知り、実感するための準備なのだと、私は考えています。

月が導く4つの幸せ～美・健康・仕事・愛ある暮らし～

現代の女性は、どんなことに幸せを感じるのでしょうか？　まず「美しさ」。美は、女性にとって永遠のテーマです。そして「美しくあること」を支えてくれるのが「健康」です。また、自分がいきいきと社会に貢献できるポジション＝「天職」につくことを希望する女性も多いでしょう。「豊かな経済」ももちろん重要です。どの要素も手に入れば素晴らしいことです。これらを手に入れることができれば、きっと幸せになれる……。ほとんどの人が、そう思っているのではないでしょうか？

実は、ここで大きく抜け落ちている要素があります。しかもそれは、これだけははずせないというものです。言い換えれば、前記のうちの一つも手に入れられなかったとしてもそれさえあれば幸せになれるというもの。そう言っても過言ではありません。

それは「愛ある人間関係」。

人と人の間で感じる幸せが、私たちにもっとも大きなパワーを与えてくれるのです。もしあなたが健康でお金があり、美貌に恵まれて天職についていたとしても、信頼する人もなく、誰かに心から愛されることもないとしたらどうでしょうか？

では、どんな人間関係で生まれる愛がもっとも私たちに力を与えてくれるでしょうか？仕事関係でしょうか？　友人関係？　恋人同士？　家族？　夫婦……？

それは、何といっても、いちばん近い人間関係、つまり「家族や夫婦」の中から生まれる愛です。そして家族や夫婦が愛に満ちあふれていれば自然に生きる力と勇気がわいてきます。

でも悲しいかな、多くの人が両親や兄弟姉妹、パートナーとの間に心のわだかまりを抱え、愛が足りない状態にあります。家族の中でうまくエネルギーが回らず、滞っていたり、偏っていたりする状態です。とはいえ、ぐちゃぐちゃに固くもつれている人間関係の糸を力ずくでほぐそうとしても余計にこんがらがるものです。そこで、まず自分の体を癒し、整え、心を見つめ、自分を愛してあげることから始めましょう。それがスタートです。

この人生のゴールは、自分のまわりに永遠につながりあえるような「愛ある人間関係」を築き上げることです。スタートとゴールがわかったら、人生は半分成功したようなものです。自分なりのペースで、楽しみながら生まれ変わっていきましょう。

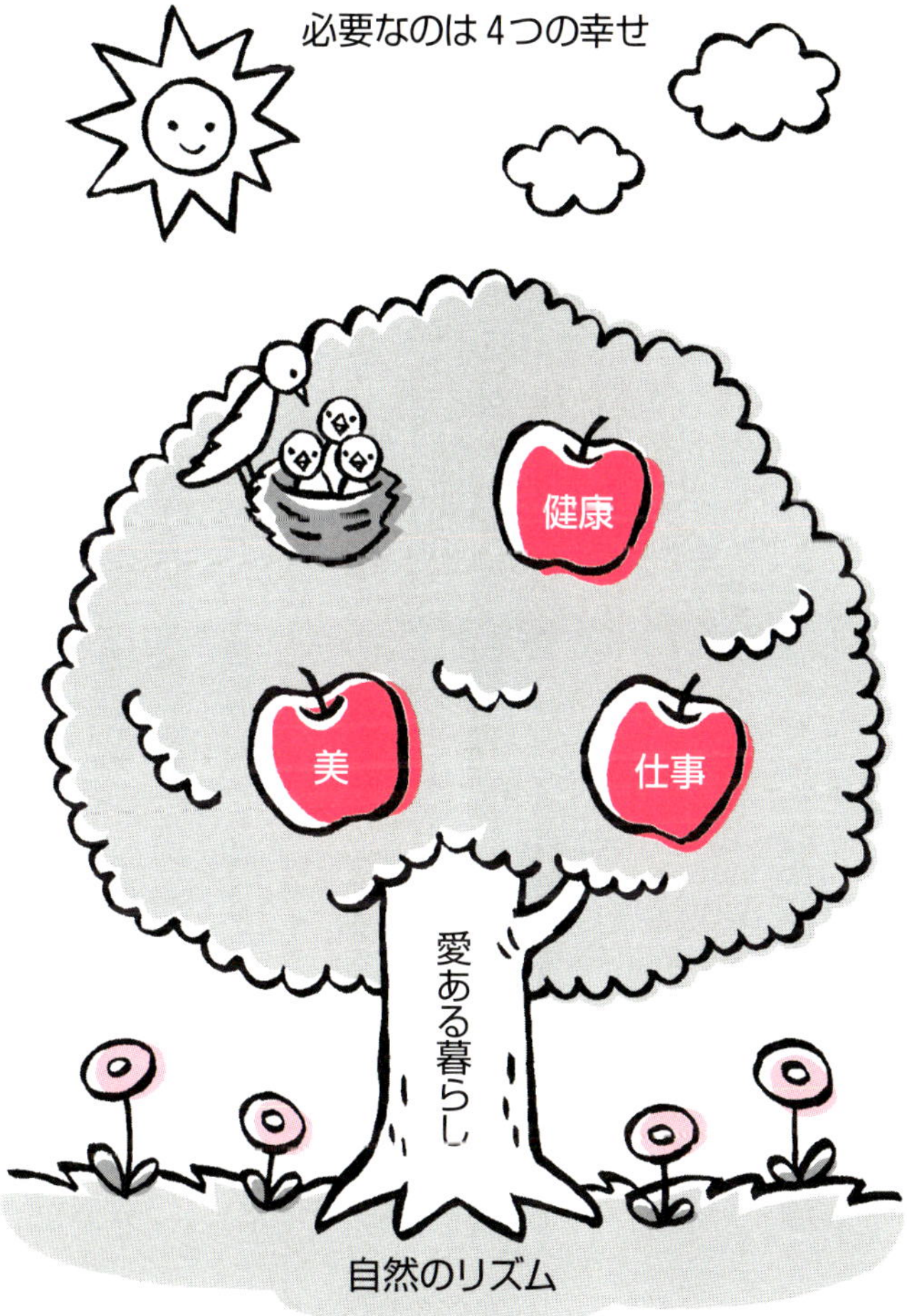
必要なのは 4つの幸せ
健康
美
仕事
愛ある暮らし
自然のリズム

美、健康、仕事は木の実のようなもの。木の実は、きれいでおいしいものですが、木からもいで放っておけば死んでしまいます。実は大樹から養分をもらって育ち、初めて輝くもの。美、健康、仕事にも同じことがいえます。愛ある暮らしがあって初めて意味をなすのです。そして木は、母なる自然のリズムに育まれています。

月からのメッセージ

満月や新月に大潮になることは、多くの人が知っている事実です。地球上の大量の海の水がこれだけ大きな影響を受けるのですから、体の60～70％が水分でできている私たちが、影響を受けないわけがありません。

天体が自然や心理、肉体に及ぼす影響は計り知れません。天体が一直線上に並ぶときは、自然災害や事故などが起こりやすいという研究データもあります。

また、あるデータでは、満月に犯罪率や事故率がアップすることが証明されています。これは、月が人間の心理に与える影響を表しています。狼男の話なども、満月に興奮しやすい人間の心理を象徴したものかもしれません。

生物たちももちろん、月の満ち欠けの影響を受けています。例えば、満月の日にはウミガメやサケの産卵が行われます。また、イカ釣り船は人工衛星にまで映るほどの明かりを使って漁をしますが、満月の日には光が分散してしまうため、漁の結果が芳《かんば》しくありません。私は実際に、満月の日に番組の取材でイカ釣り船に乗りましたが、大漁の映像を撮るはずが、わずかしか釣れず、撮影に四苦八苦した経験があります。

そして、女性にとって何より身近に感じるのは、生理と出産が月のリズムに影響を受けているということではないでしょうか。満月の日にお産が多いということは、自然分娩に携わる人たちから多く聞かれることです。

また、月の満ち欠けの1サイクルは約29・5日。生理周期は、若干のズレはありますが、平均して28日です。生理を「月のもの」「月経」と呼ぶようになったのは、月との関係を体感してのことだったのでしょう。

月の満ち欠けは新たな変化を知らせるサイン

太陽と同じ方向に月が位置する場合は、昼間は陰になり、夜は夜空の裏側に位置するため、昼間も夜もまったく月は見えません。この状態が新月です。

新月は、月が0歳児の状態。キーワードは、新しい始まり、直感、解毒と浄化、排泄です。精神的にはインスピレーションが冴える日です。そして、『月の癒し』に書かれているオーストリアのチロル地方の言い伝えや、占星学の考え方によると、新月の日には新しいことを始めようというエネルギーが生まれ、この日に何か決心すると現実になりやすいといわれています。肉体的には、必要でないものを最大限に排泄しようという働きが高まります。そして満ちてゆく月には、精神的にも肉体的にも何かを吸収しようという力が働きやすくなるという作用があります。外に出て人と会い、縁を広げ、情報を手に入れるのに適した時期です。静かに自分を振り返るよりも、直感を信じて行動に移すと、月のエネルギーを味方につけやすいようです。

また、細胞が、すべてのものを吸収しようという方向に力を使うので、栄養もとり込まれやすいかわりに、余分なものまで身についてしまいます。ご注意を！

そして満月。最大限に吸収の力が高まります。この日は、人と交流するのが苦にならないはず。何かを成し遂げようというパワーも、最大限に働きます。ただ、その分、精神も肉体も過剰に酷使してしまいがちになります。

一方、月が欠けていくときは、静かに自分を振り返るのに適している時期です。活動期に得たものを消化していく時期でもあります。活動的に外に出て、どっしり現実社会に根ざした感性を、スピリチュアルな方向に向けてバランスをとっていくのに適しています。精神的にも肉体的にもいらないものをそぎ落とす、排泄の力が高まる時期です。

このようなときは、解毒を促す食べもの（93、155ページ参照）などを積極的にとり、ゆっくりお風呂に入るなどしてリラックスの時間を積極的にとりましょう。

月の満ち欠け

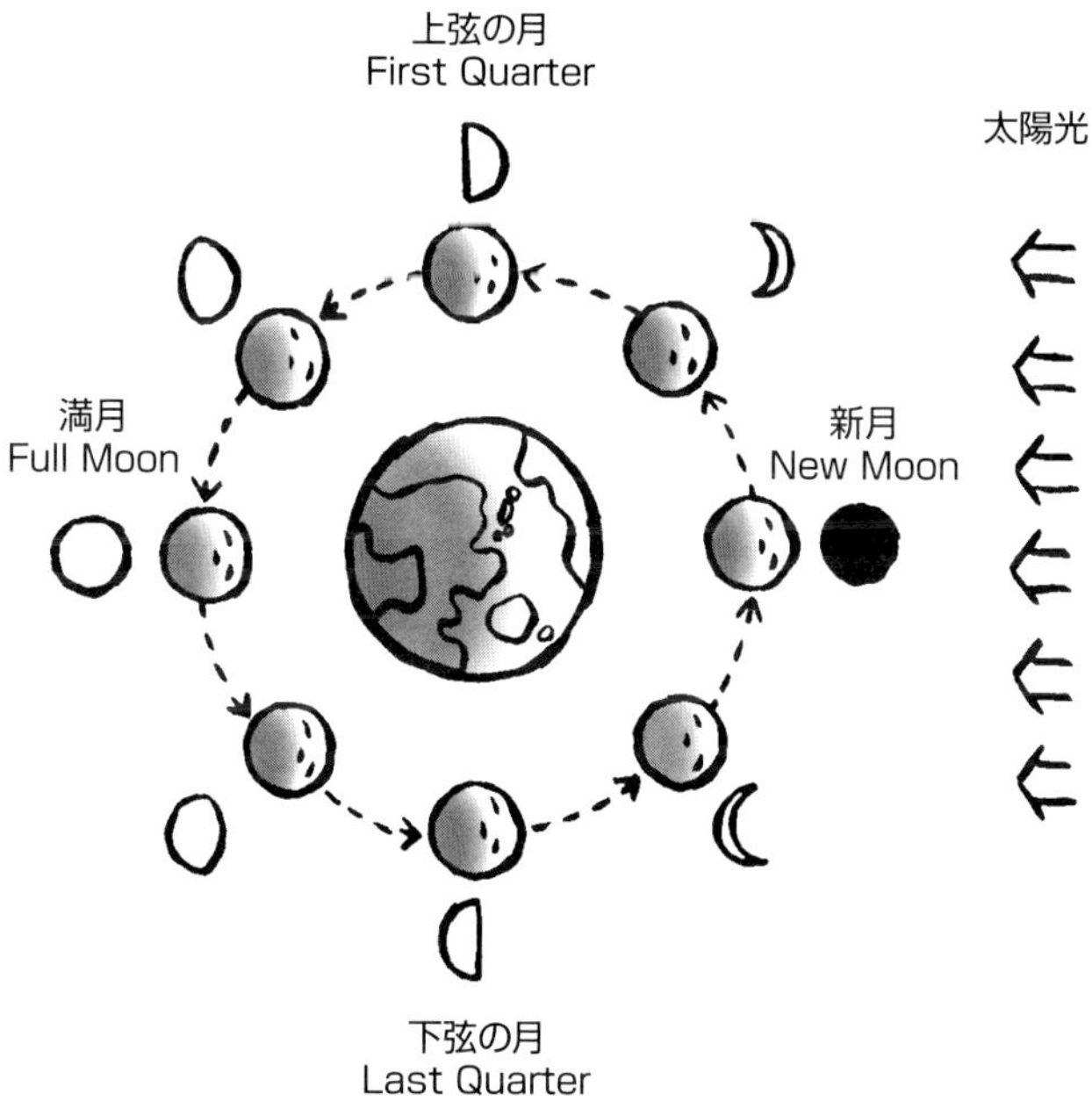
上弦の月
First Quarter
太陽光
満月
Full Moon
新月
New Moon
下弦の月
Last Quarter

健康・美容への影響	生理のサイクル
体内の浄化や解毒（デトックス）に取り組むのに最適な日。水分をたくさんとり、排泄を促しましょう。プチ断食をするのにも最適。無理な人は、夕食を軽めにし、20時前には食べ終えて。禁煙や禁酒を始めるのもいいでしょう。	新月の日に生理が始まる人が多いでしょう。生理が終わったあとは、卵胞ホルモン期。肌は安定期ですが、乾燥に気をつけて。美容液やローションパックなどで積極的にケアをして、肌に水分＆栄養補給を。精神的にはポジティブになり記憶力がアップ。体も活動的になります。
体にエネルギーを蓄える時期なので、食べすぎに注意。不足している栄養素もよく吸収されるため、バランスのいい食事をとり体の調子を整えましょう。体を積極的に動かしたり、化粧品で肌に栄養を与えるのも効果的。	
体の吸収力が最大限に。太りやすいので暴飲暴食に気をつけましょう。この日を境に新月までは解毒効果が高まるので、ダイエットを始めるのに最適。この日も新月と同様、プチ断食をするか、早めに夕食を済ませましょう。	排卵後は、黄体ホルモンの分泌が活発になる黄体ホルモン期。この時期は意識して体を休めるようにしましょう。また、肌が部分的にオイリーになり、にきびなどトラブルが起きやすくなります。皮膚も厚みをおびてきます。クレンジングやパックで肌のデトックスを。心身ともにエネルギーを抑制するよう、心掛けてください。
排泄力が促進されます。岩盤浴などで積極的にデトックスを。ちょっとぐらい食べすぎても体が自然に排出し、太りにくくなりますからお食事会などは、この時期に。化粧品は、栄養を与えるよりも肌の排泄を邪魔しないアイテムをセレクト。	

月のサイクルと女性ホルモンサイクル

月のサイクル	心への影響
新月 （終わりと新生の日）	今までの活動が一つの実りを迎え、転機や始まりを迎える日です。精神的なインスピレーションを受け取りやすい日でもあります。新たなものを取り込む準備のため、部屋を掃除したり瞑想するなど、住空間や心の中をさっぱりとさせましょう。
上弦の月の時期 新月から満月までの約 14 日間 （成長と摂取の時期）	気力が充実し、何事もがんばれる時期。建設的に、何かを積み上げていくのに適しています。また、心身ともにポジティブになり、いろいろな情報を集めて吸収しようという気持ちに。仕事もプライベートも充実します。
満月の日 （統合と吸収の日）	月の力が最大限に達する日。衝動的になりがちですが、自分の中の秘められた力を外に発揮できる日でもあります。また、新月の日から取り組んできたことは、この日がその折り返し地点。結実に向け、方向性を見直してみましょう。
下弦の月の時期 満月から新月までの約 14 日間 （解毒・浄化・固定の時期）	新月に向け、心身にたまった余分なものを洗い流す効果が高まります。部屋を掃除し、ためこんだ情報の整理を。満月を過ぎ精神は内省的になってきます。新月から取り組んだことが結実する時期でもあります。新しい変化を迎える準備に適しています。

生理～月のリズムと女性の身体リズム～

体が月のリズムと同調してくると、満月か新月にピタッとあわせて生理が来るようになるといわれています。ちなみに、月経を意味するメンスという言葉も、ラテン語で月を意味するmensisという言葉から来ているそうです。電気照明などなく、太陽が沈むと暗くなり、月が昇る……という自然環境では、女性の生理リズム（生理周期）は月のリズムに大きく影響を受けるといわれています。１９６７年、米空軍で働くエドモンド・デュワン医師が、生理不順の女性たちに、最終月経後14日目から3日間、寝室の電気をつけたままにして人工的に満月の状態を作って就寝してもらいました。その結果、全員に定期的な生理が来るようになったそうです（ロリー・リード著『月の魔法』ＫＫベストセラーズ）。おそらく擬似的満月状態で排卵が促されたのではないでしょうか。

月のリズムとの関係に限らず、女性の体がどのようなサイクルで営まれているかを知ることは、自分の体について知るうえでとても大切なことなので、ここで、月経の仕組みを少し整理してみたいと思います。

月経血は子宮内膜という胎児のためのベッドが剥がれ落ちたもの。生理が終わったときは子宮内膜が剥がれ落ちた状態です。そして排卵までのおよそ2週間、卵巣から分泌される卵胞ホルモン（エストロゲン）の働きで、また徐々に内膜が厚くなります。この時期は、卵胞ホルモンにより女性らしさが増し、活動するのも苦になりません。この時期が、満ちていく月の時期と一致すれば日々の活動が、よりスムーズになります。

多くの生物が、満月の日に排卵しますが、それと同様に私たちも、満月の日に生殖機能が最大限になり排卵が起こるのが自然です。そして、排卵から生理にかけては、受精しなかったために必要がなくなった子宮内膜を排泄する準備が整えられていきます。

この時期が月が欠けていく時期にあたると、より排泄しようとする力が高まります。この時期には、黄体ホルモン（プロゲステロン）の影響で肌が脂っぽくなったり、むくみがちになったり、吹き出物が出やすくなったりしますが、この時期にしっかり体の手入れをしてあげると、まもなく迎える生理でしっかり毒素を出し切り、月のリズムと生理のリズムにあわせて新しく生まれ変わることができます。

これらは、月のリズムと生理のリズムを、私の経験に照らしあわせたもので、医学的なデータによるものではありません。個人差があります。ぜひ月のリズムと、あなた自身の心と体の状態を照らしあわせ、あなただけのデータをとってみてください。

月のリズムと女性の身体リズム・生理

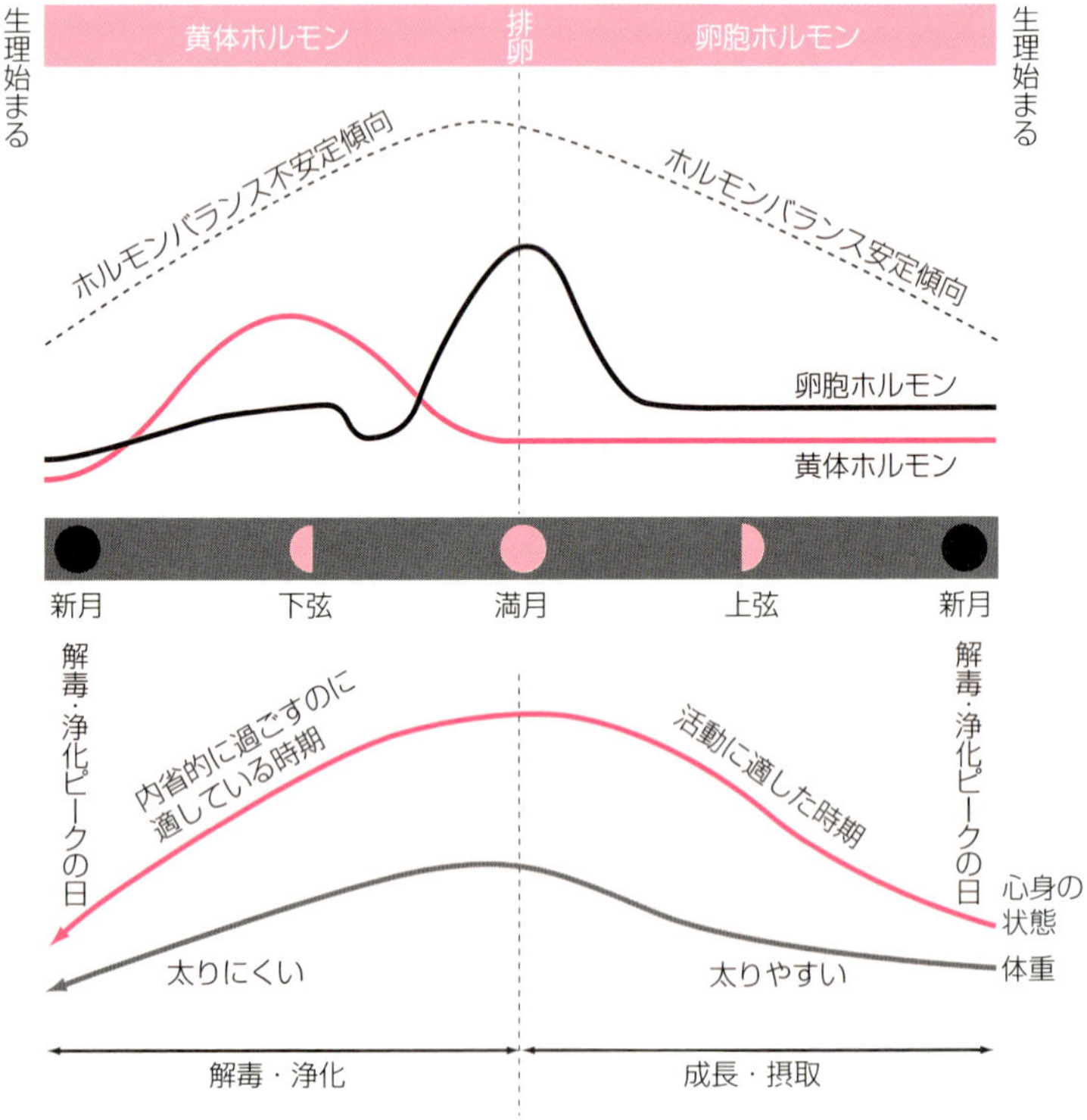

第2章
新しい自分に出会うための28日間

1 番目の月の日

「新月」すべてが新しく始まる日

さあ、新しい月のサイクルの始まりです。

新月のキーワードは「解毒」「排泄」「浄化」「新しい始まり」。まずは環境浄化から始めましょう。寝室でも台所でもトイレでもどこか1カ所でいいのできれいに掃除してみましょう。気分がスッキリします。

あるいはいらないものを、1つでもいいので処分してみるのもいいでしょう。

部屋の中が心地よくない状態だと、自然と運気が落ちてきてしまいます。自分ではあまり意識しなくても、あなたは無意識の部分で「あー片付けなくちゃ」とか「この部屋、居心地が悪いなあ」と常に感じているのです。だから、バケツの底に穴が開いているようにエネルギーが知らずに漏れ出してしまいます。

この日のクイック・セラピー

浄化したいときのアロマテラピー

浄化にはスッキリとした香りのジュニパーの精油でアロマテラピーを。入浴する場合には、バスタブに3～4滴たらしてください。足浴や手浴には、洗面器に1～2滴でOK。また、精製水95㎖、無水エタノール5㎖に精油を2～3滴たらして混ぜあわせれば、ルームスプレーができ上がります。これは化粧水としても使えます。冷暗所保存で2～3週間以内に使い切ってください。

特に水まわりは、悪いエネルギーが停滞しやすい場所です。意識してきれいにしましょう。

次に、ゆっくりお風呂に入ってたっぷり汗をかきましょう。時間がなければ足浴や手浴だけでも充分です。

そして、この日の夕食は早めに、控えめに。

夕食を抜いて「プチ断食」にトライしてみるのもいいでしょう。ただ、ストレスがたまるようなら食事を抜かないで少量をじっくり味わって食べるよう心掛けるだけでもいいのです。そして、味わいながら、

「この食べものが私の細胞を元気にしてくれる。今までたまっている体の中のいらないものを出す力を与えてくれる」

と心の中で唱えてください。体のすみずみまで栄養が行きわたり、毒素を分解し、排泄する力がつきます。できることなら、この日だけでなくこれからの28日間も、できるだけ食事の量を控えるようにしてくださいね。

そして1日の終わりには、これから始まる28日間に思いをはせて

●アロマテラピーとは

植物の高濃度の抽出物（精油、またはエッセンシャルオイルといいます）を用い、その香りや薬用効果によって心と体を健康にする自然療法。手作りの化粧品や掃除、洗濯にも応用できる。

みます。28日後、自分がどうなっていたいか、何を手に入れているかをイメージしてみます。そして、ノートやこの本の余白の部分にそのイメージを文字やイラストで書いてみましょう。好きな女優やタレントの写真をファイルしてみてもいいですね。

今日から毎日、ワクワクした気持ちでそれを見てから眠るようにします。

潜在意識の根っこの「神なる存在」がきっと、あなたの変化の後押しをしてくれるはずです。

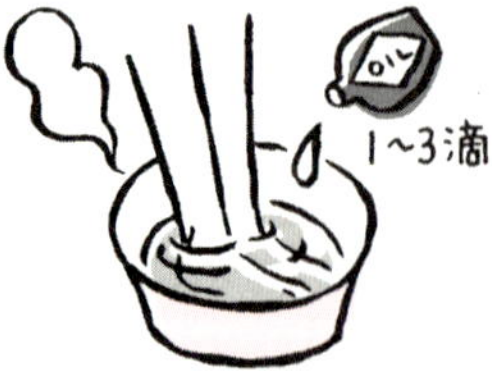

足浴
洗面器などに熱めのお湯を張り、くるぶしまでつかる。お湯がぬるくなったらさし湯をして、汗が出るまで続ける。体の芯から温まるので、習慣にすることで代謝のいい体になる。

手浴
洗面器に張った熱めのお湯に、手首まで10分くらいひたす。手は、頭の働きや精神状態と密接に関わる場所なので、気分転換になり、頭が冴えて意欲がわく。食欲を抑える効果もある。

2番目の月の日

エクササイズを始める日

「エクササイズ」と聞くと、何か特別なことととらえて、億劫と感じてしまう人が多いのではないでしょうか。

ヨガなどを始めても、体を動かすのはクラスに参加したときだけという人も少なくないと思います。

最初はそれでいいのです。自分にいろいろ課しすぎてストレスをためてすべてを放り出してしまうよりは、少しずつでも続けることが大事です。家で少し体を動かしてみようかなと思ったら、まずは一つだけオススメのポーズがあります。このポーズだけでいいので、朝目覚めたときか、夜寝る前にトライしてみましょう。

それは「お腹伸ばし」。ここでいう「お腹」は、正面、わき腹、斜め全部を総称した部分のことです。

しっかりとお腹を伸ばすヨガのコブラのポーズ（95頁参照）や、

上向き犬のポーズと似ていますが、これらと大きく違うところは「思いっ切り力を抜く」ということ。

46ページの図をよく見てください。ひじを伸ばしてつり橋のようにだらんとお腹をつり下げる感じです。手首や腰に痛みや圧迫を感じたら、すぐにうつ伏せでゆるめます。

少し休んだら、また伸ばします。

10分くらい、伸ばしたり休んだりを繰り返しましょう。

お腹伸ばしを毎日続けていると、ウエストあたりのボディーラインが整ってくることを実感できるはずです。

お腹が縮んでいると肩が前に引っぱられ、猫背ぎみになり、バランスを維持するために、ひざが曲がった状態になってしまいます。お腹伸ばしを続けていると、自然と姿勢のいい状態が保てるようになり、背中のラインが美しくなります。

このエクササイズは、朝起きたときと夜寝る前にベッドの中で行うだけで充分です。寝る前にしっかり伸ばしてから寝ると、朝の目覚めが違います。

朝起きたときは体が硬いので、ひじをついた姿勢から始めてもいいでしょう。お腹の筋肉は目の筋肉とつながっています。お腹が伸びると、寝ぼけまなこがシャキッとしてくるのがわかるはずです。体の効果ばかりではありません。

実はお腹というのは私たちの「心」と密接な関係があります。お腹が縮んでいると、心が硬直し、柔軟性がなくなります。お腹がよく伸びた状態になると、リラックスしながらもしっかりと現実に向きあう姿勢が生まれます。「お腹」の重要性を教えてくれたのは、東京、吉祥寺の治療院の先生。そこで行われていた体操教室に毎週通い、お腹と心のつながりを学ばせていただきました。

もう少し体を動かしたくなったら、次は「背中伸ばし」にトライしてみましょう。体の大部分の筋肉が、お腹と背中に集まっています。まずは大きな部分からしなやかにしていきましょう。「背中伸ばし」は、ヨガの鋤《すき》のポーズに似ていますが、行うときはできるだけ全身の力を抜いてリラックスしてください。

この日のクイック・セラピー

「お腹」に効くマッサージ

ローマンカモミールの精油を入れた植物油で、お腹のマッサージをしてみましょう。便秘や下痢など腸の調子がよくないときや、生理痛にも効果的です。生理のとき以外はおへそのまわりを時計回りに強めに押してみます。両手の人差し指、中指、薬指を使って押してみて、硬いところがあればじっくり押してみてください。そのときは痛いけど気持ちいいと感じるくらいの強さで。呼吸は、お腹の感覚を感じながらゆったりと。

お腹伸ばしのポーズ（基本バージョン）

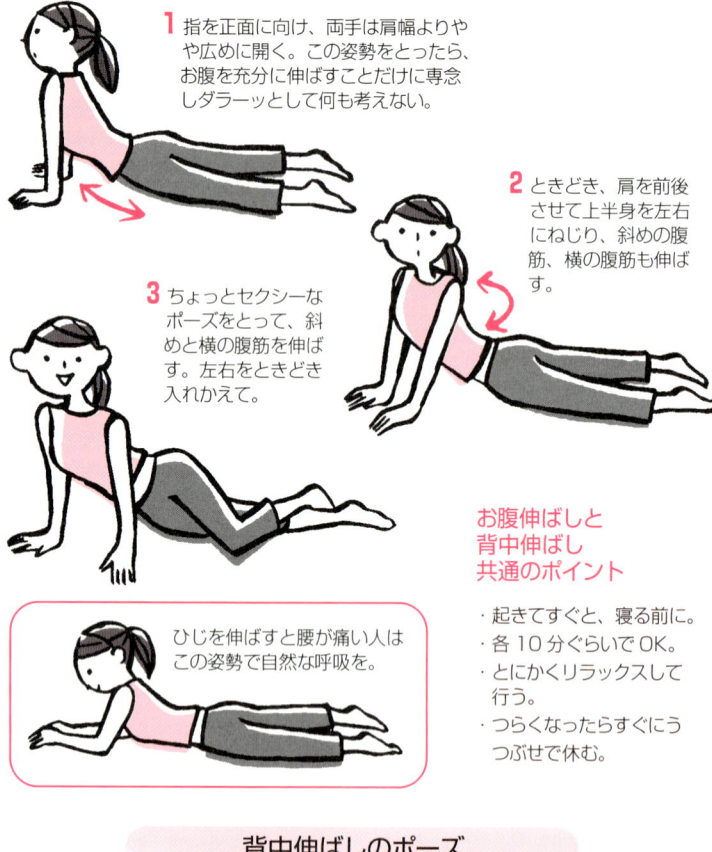

1 指を正面に向け、両手は肩幅よりやや広めに開く。この姿勢をとったら、お腹を充分に伸ばすことだけに専念しダラーッとして何も考えない。

2 ときどき、肩を前後させて上半身を左右にねじり、斜めの腹筋、横の腹筋も伸ばす。

3 ちょっとセクシーなポーズをとって、斜めと横の腹筋を伸ばす。左右をときどき入れかえて。

ひじを伸ばすと腰が痛い人はこの姿勢で自然な呼吸を。

お腹伸ばしと背中伸ばし共通のポイント

- 起きてすぐと、寝る前に。
- 各 10 分ぐらいで OK。
- とにかくリラックスして行う。
- つらくなったらすぐにうつぶせで休む。

背中伸ばしのポーズ

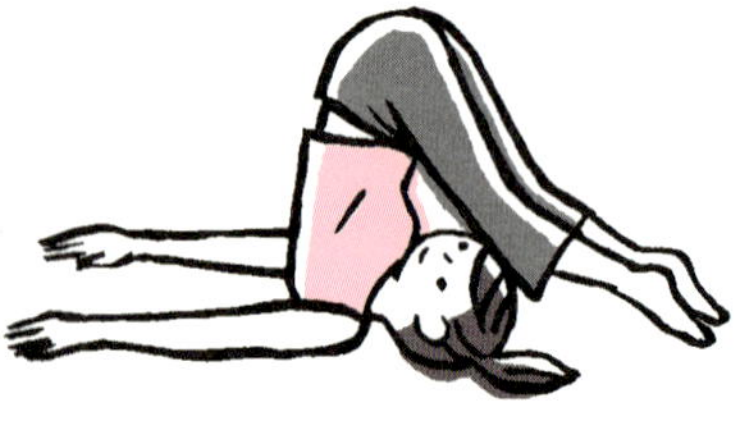

仰向けから、両足を上げておしりを持ち上げる。ひざはやや曲げた状態で、ダラーっとした感じでいい。自分のお腹を見ながら、息を吸うときにお腹をふくらませて、息を吐くときにお腹をへこませるようにする。

3番目の月の日

冷えとり生活を始める日

女性にとって冷えは大敵です。女性の体の不調のほとんどが、冷えによるものと言っても過言ではないでしょう。体が不調だと心も冴えないものです。

どうしても自分のことばかりに意識が集中して、人のことなんて構っていられなくなってしまいます。

大げさかもしれませんが、「愛」を感じられなくさせてしまうのが「冷え」なのです。あなたは冷え対策、どうしていますか？

ゆっくりとお風呂に入って温まる、足浴をする、靴下を重ねばきする……。知識としては知っているけどやる気になれなくて……という人も、少なくないのではないでしょうか。

これまでやる気になれなかったという人は、「冷えとり」を人生を賭けた仕事だと思って、せめて、この28日間だけでもトライしてみ

この日のクイック・セラピー

生理痛を和らげたい

生理痛は「まだ女性としての体が準備ができていませんよ」という体からのシグナルです。生理痛がある間はできれば赤ちゃんを授かる時期を待ったほうがいいかもしれません。月経過多の場合はサイプレス、少量月経の場合はクラリセージの精油を2～3滴バスタブに入れるといいでしょう。

ましょう。

そうです。これは大きな仕事のプロジェクトなのです。なぜなら私たち女性は、人類の未来を支える妊娠、出産という大きな役割を担っているからです。

「冷えとり」は、「命を育む」という人類最大のプロジェクトの成功を左右するほどの重要なことなのです。

つらい生理痛をなくし、妊娠・出産でのトラブルを減らすためには「冷え」をとることがとても大切です。自分の体をそっちのけにして仕事や日常のことを優先していては人類としての責任が果たせません。宇宙の法則を司る神様が応援しようにも、その人を応援できないのです。

たとえ妊娠・出産という選択をしなかったとしても、あるいはその機会を得られなかったとしても、自分の体をベストな状態に持っていくことは、自分自身やまわりにいる人たち、そして将来のパートナーを幸せにするために絶対に必要なことなのです。冷えから解放されたあなたは美しく光に満ち、自然とまわりに愛を与える存在

半身浴

腕はつけず、胸から下だけお湯につかる。20 ～ 30 分ほどで汗が出て気持ちよくなる。体を冷やさないために、上半身にかけ湯はせず、換気扇はつけない。冬場は乾いたタオルなどを肩にかける。

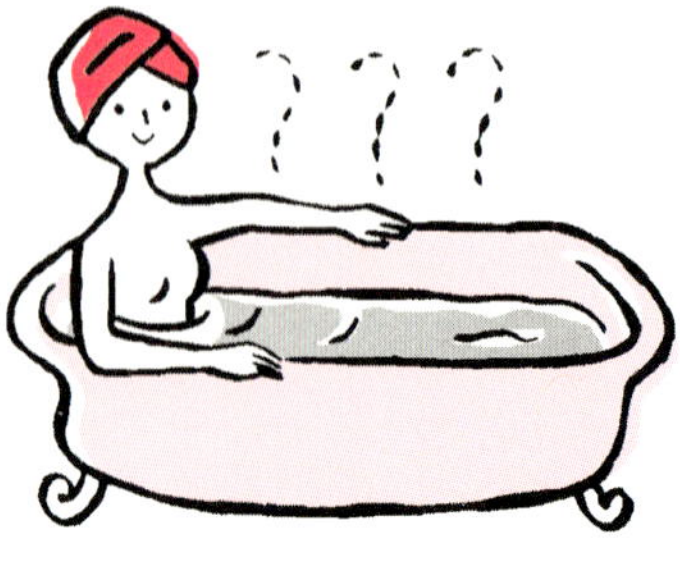

になっているはずです。
まずは次の３つから始めてみましょう。
①薄着でおしゃれした日は、普段より長めにお風呂に入る（半身浴をします）。
②家では絹のタイツかスパッツをはいて、絹の５本指靴下と綿の靴下を２枚以上重ねてはく。
③冷たい飲み物をやめて、日に一度はショウガ紅茶を飲む（腸内温度が１℃下がると免疫機能が半分以下になるといわれています）。
自分は冷えを感じないという人も、体のセンサーが鈍っているだけかもしれません。とにかく28日間は、３つのことを意識してやるよう心掛けてください。必ず心と体がホッとゆるんで、あなたらしさが全面に出てきます。生理痛がある人は、次回の生理が軽くなることでしょう。

ショウガ紅茶

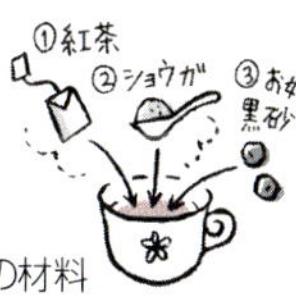

1杯分の材料
・熱々のお湯
・紅茶（ティーバッグでもOK）
・生ショウガのすりおろし（お好みの量を）
・黒砂糖（適量）

靴下の重ねばき

靴下は絹、綿の順で５本指のものを重ねばきする。そしてパンツやスカートの下に絹のスパッツやタイツを。スパッツの種類はショート、くるぶしまでのタイプなどいろいろある。ショートタイプなら、スカートや短いパンツスタイルの場合も使える。
※５本指靴下や、絹のスパッツ、タイツは自然食品店やネットショップで手に入る。

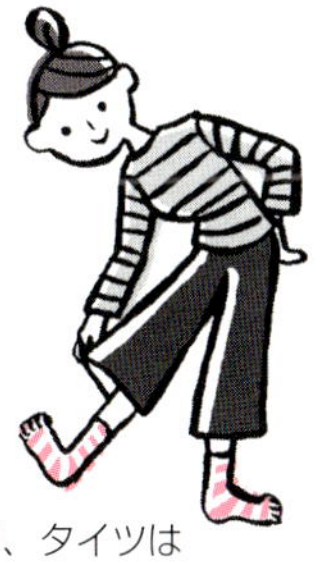

4番目の月の日

「ほめる」を始める日

月が満ちていくとき、あるいは生理が終わった直後は、人との関わりがそんなに苦にならない時期に入ります。

人との会話が少し楽しく感じられたら、今度は意識して積極的にまわりの人をほめてみましょう。

何をほめたらいいかわからないときは、洋服やアクセサリーや髪型など相手の外見から素敵なところを見つけましょう。相手の持つ様々な要素からプラス面を引き出すのです。

では、ほめるとどういう効果があるのでしょう?

ほめるということは、ポジティブ・シンキングの練習になります。

そして、相手のプラス面をほめることが上手になったら、今度は相手の短所と思われるところに、いい面を見つける練習をしていきます。

●NLPとは
70年代にアメリカで考案されたコミュニケーション心理学。NLPとは、Neuro Linguistic Programming(神経言語プログラミング)の略。優秀なセラピストのコミュニケーション方法を研究し、効果的なコミュニケーションができるように体系化したもの。セラピーやビジネスの世界で活用されている。

その人の短所は、実はその人の長所であったりするからです。

例えば「頑固」は「意志の強さ」の表れであったり、「人への厳しさ」は「素晴らしい指導力」の表れであったりします。

たとえ一見短所に見えるような特徴にも、長所につながるヒントが隠れています。それを見つけましょう。

不思議なことに、人に対していつもそうした態度で臨んでいると、自分自身の長所も短所も自然に受け入れられるようになります。

NLP（神経言語プログラミング）という心理学では、「リフレーミング」という練習で、この思考法を学んでいきます。自分や他人の見方の枠組みを変えていくという練習です。次に、NLPの考え方で行う会話のやりとりを簡単に説明します。

（例1）「私、臆病だからダメなんだわ」→「それは慎重だってことじゃない？」

（例2）「私、気が強いってよく言われるの」→「自分の意見をしっかり主張できるってことだと思うよ」

この日のクイック・セラピー

感情の起伏が激しいと感じるとき

バッチフラワーレメディーは感情のバランスをとるのに効果的です。人の長所が見えにくく批判的なときはビーチを使ってみましょう。

●**バッチフラワーレメディとは**

20世紀の初めに、イギリスのバッチ博士によって考案された自然療法。植物のエネルギーを転写した水をビネガーで希釈したものを飲んだり、体に塗ったりしてマイナス感情を和らげる。レメディは38種類あり、その時の感情にあわせて自分で選ぶ。アロマテラピーショップなどで気軽に購入できるし、診療やセラピーに採用している医師やセラピストもいる。

こうした受け答えをすると、相手はあなたに対して「受容されている」という感覚を持ち、心を開いてくれます。

あらゆる人の長所も短所も受け止められる境地を宗教の世界では、悟りの境地と呼ぶのでしょう。

「ほめる」を始めて、悟りの境地に近づきたいものです。

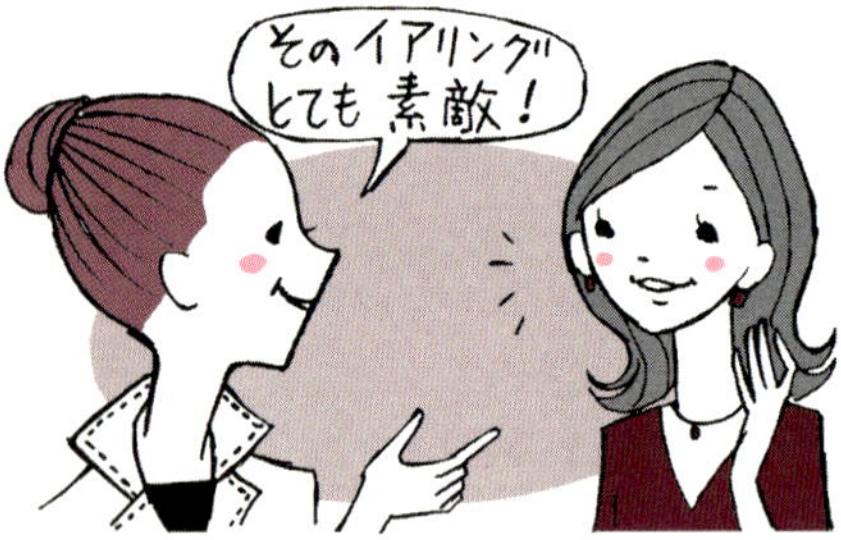

バッチフラワーレメディで用いるレメディが通信販売で購入できます。

●株式会社プルナマインターナショナル
http://www.purnama-intl.co.jp/
〒150-0001　東京都渋谷区神宮前 4-24-23-101
電話：03-5411-7872（平日 10：00 ～ 18：00）
ＦＡＸ：03-5411-7874

5番目の月の日

黒い服をやめてみる日

あなたのワードローブには何色が多いですか？　私はつい2〜3年前まで黒一色でした。

黒が好きだったのは、モノトーンの着こなしがとてもおしゃれに見えて、憧れていたせいもあるかもしれません。黒はすごくスタイリッシュでワンランク上の色だと思っていましたから、いつも無意識に黒を選んでいたのだと思います。

当時の私にとっては中間色など考えられませんでした。何だか少し野暮ったいとさえ思っていたので、まったく身につけようとも思いませんでした。外出のときも黒、家でも黒です。でも今はほとんど黒は着ません。黒は老けると聞いたからです。

今では感覚としてよくわかるのですが、黒を着ている人に対しては、何か吸い込まれるような感じがしませんか？　これは、黒がす

この日のクイック・セラピー

色の力を活用する

色をイメージするだけでも効果があります。例えば、人前で話すときはターコイズブルーに全身が包まれているイメージをしてみましょう。リラックスして楽しく話せます。また、ハンカチなど、いつも身につける小物を何色か揃えて、その日の気分で選べるようにするのもおすすめです。

べての光を吸収してしまうという性質からくることを知り、納得しました。逆に白からは何かを受け取るような、与えられるような感じがします。白には、すべての光を反射するという性質があるからです。

色は、人の心の状態に大きく影響を及ぼします。それぞれの色については〈27番目の月の日〉の項で触れますので、ここでは黒の服に焦点をしぼります。

あなたは黒の洋服を何着持っていますか？　黒はあわせやすい色なので誰でも必ず何点かはクロゼットの中にありますよね。その割合がとても多いとしたら？　あなたは何かを手放したくないのかもしれません。

今日から思い切ってカラフルな洋服にチャレンジしてみましょう。とりあえず28日の間、黒をお休みしてみてください。

最初は抵抗や違和感があるかもしれません。まわりの人に冷やかされるかもしれません。でもしばらくカラフルな服に身を包んでいると、黒が多かった日々と比べて、少し心の状態が変化してくるのに気づくかと思います。

そして、久しぶりに黒を着ると、重たい感じさえするかもしれません。

色には、印象を変える力だけでなく、自分の心の状態まで変えてしまう力があるのです。なぜでしょう?

怒り、悲しみ、喜びといった感情は、それぞれが異なる振動を持っています。物理の世界では、光の色もそれぞれ固有の振動を持っているとされています。だから人の感情も、色に影響を受けるのでしょう。

虹の7色では、いちばん下の色の赤は一秒間に458兆振動、いちばん上の紫は789兆振動しています。振動数の違いが色の違いとなるのです。何か現状を打破したいときには、まずは今まで着たことのない色にチャレンジし、その色の影響を感じてみましょう。

「黒が老ける」ということを聞いて、私が黒をやめたのは先述の通りです。オーラソーマというカラーセラピーで知りました。

黒は光を遮断する色です。光を体に通すことができません。

●オーラソーマとは
20世紀のイギリスで考案されたカラーセラピーの手法の一つ。植物、鉱物、色のエネルギーに満ちた106本の美しいボトル(イクイリブリアム・ボトル)から、直感で4本を選び、深層心理を探る。ボトルの中身を直接体に塗ったり、オーラを浄化するというポマンダー、クイントエッセンスを使って心と体のバランスをとっていく。

英国オーラソーマ社公認プラクティショナーによるカウンセリングも行われており、インターネットや書籍で自己診断もできる。

人間は光を体に通すことで体を活性化させるため、光を通さない黒は、老けやすいということらしいのです。ちなみに女性を若々しく美しくするのはピンクだそうです。それを聞いて、私はすぐにピンクの服を買いに走りました。

今思えば、黒をやめてからいろいろな出会いやチャンスが広がりました。みなさんにも、変化を起こす一つの方法として「黒をやめてみる」というのをぜひおすすめします。

私は今では、白を基調としたファッションを楽しみ、体調や気分にあわせて色をセレクトしています。ピンクやきれいな水色、明るいイエローなんかも大好きになりました。

6番目の月の日　きちんと栄養がとれているか見直す日

月が満ちていく期間は、体の吸収力が高まるときでもあります。この時期はいいものも悪いものも吸収してしまいます。口に入れるものは、できるだけ厳選して質のいいものをとるようにしましょう。

「バランスのいい食事を！」とよく言われます。あまりに当たり前のことなので、つい聞き流してしまいがちですが、なぜバランスのいい食事が大切なのでしょうか？

現代は、いわゆる生活習慣病といわれる病気が蔓延しています。生理トラブルや自律神経失調症のような、不定愁訴を抱える女性も数多くいます。これらの症状を理解するうえでは、細胞矯正医学という考え方がとても重要になってきます。細胞矯正医学は一言でいえば、細胞を活性化するための栄養学のことです。

私と細胞矯正医学との出会いは、アロエベラジュースがきっかけです。ある日、生理痛で体調がすぐれない私に、名古屋のヨガの先生（先述のＥＬＰを教えてくださった女性）が、アロエベラのほぼ１００％のしぼり汁だというジュースを飲ませてくれました。私は１ℓのジュースをあっという間に飲み干しました。その間、私は５分に１回はトイレに立つ状態になり、トイレから戻った途端、また行きたくなるという始末。

そうして１時間ほど経った頃でしょうか。うそのように痛みがなくなって気分が爽快になったのです。大変驚いて、理由をお聞きしたら、アロエベラには75種類以上の必須栄養素が含まれているので、大量の栄養素が体に入ることで、一気に代謝がよくなったのかもしれない、とのことでした。

そして、いろいろな人が、アロエベラで体調がよくなったという話や、奇跡のような改善例をたくさん話してくださいました。アロエベラは昔から「医者いらず」と呼ばれているそうですが、その効果をある程度、理論づけたのが細胞矯正医学なのだともうかがいました。

●細胞矯正医学とは

細胞に充分な酸素と栄養を与えて、細胞の代謝を正常にする医学。その方法は「栄養素療法」と呼ばれている。

人間が健康になるには、細胞のスムーズな新陳代謝が欠かせないという理論から、細胞の新陳代謝を活発にするために充分な酸素をとり、アミノ酸やビタミンなど約50種類の必須栄養素を新鮮な食品からバランスよくとることを提案する。

私は早速、細胞矯正医学の理論を日本の一般の人たちに普及させようと活動されている、丹羽生化学研究所の丹羽駿典先生の講座に通い始めました。

細胞矯正医学のエッセンスは次のようなことです。

人間の体は当たり前のことながら、すべて細胞で成り立っています。その数、およそ60兆個です。

ターンオーバーがスムーズだと肌がきれいになるように、細胞がスムーズに新陳代謝していれば、生活習慣病や不定愁訴は起こらないはず。つまり現代病のほとんどが「細胞の新陳代謝異常病」なのです。

細胞がスムーズに生まれ変わるためには、46種類の必須栄養素が必要だといわれています。しかし、現代人の食生活は、炭水化物、脂肪、たんぱく質という、三大栄養素はたくさんとるのですが、ビタミン、ミネラルなどの必須栄養素は極端に少ないのです。そこで体に燃えカスを残して錆びさせないために、様々な微量栄養素をバランスよく摂取することが大切になるのです。でも、注意したいこ

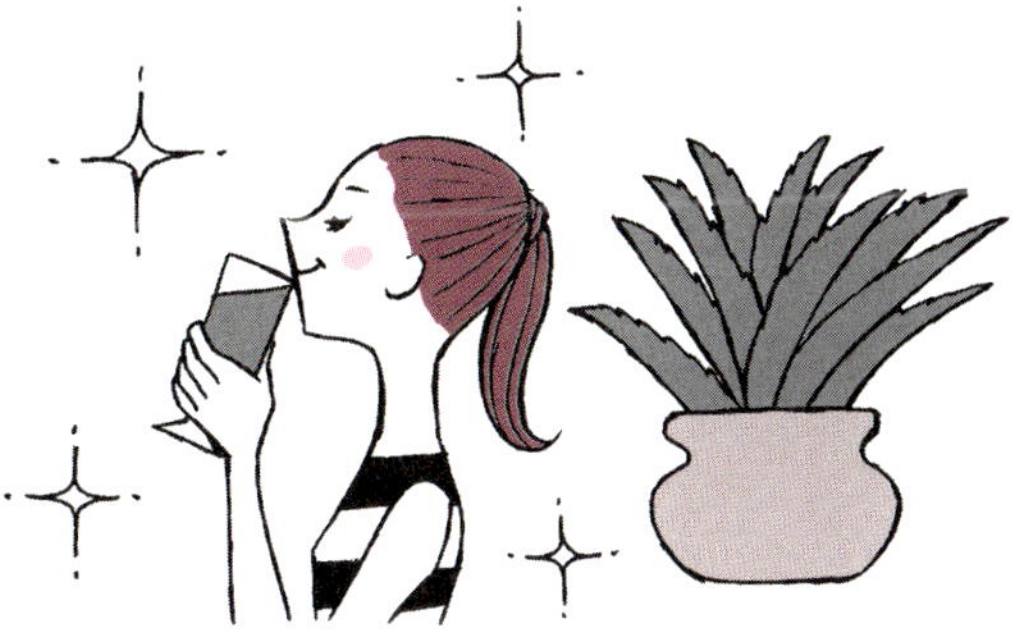

とがあります。

必須栄養素はサプリメントで補えばいい、と考えている人も多いと思いますが、人工的に作られたサプリメントの多くは単体の成分を抽出し、凝縮したものです。微量栄養素は、他の栄養素とのつながりの中で役割を発揮するため、単体の成分をとりすぎると、体の微妙なバランスを崩してしまいます。また、生命力という観点から考えても、加工されればされるほど食べものの持つ自然のエネルギーが失われてしまいます。ですから、必須栄養素は食べものに近い状態のものからとることが望ましいのです。

細胞矯正医学を学び、栄養素の重要さを意識するようになってから、体が本当に変わりました。血行がよくなってファンデーションいらずの肌になり、ブクブクに着込んでいた冬も寒さ知らずで過ごせるようになりました。ヨガやお風呂などで血行をよくすることも大切ですが、もともと流れている血液の質がとても重要なのですね。

ちまたにあふれている健康食品ですが、選ぶときは次の2つのことに気をつけて選んでください。


私が愛用しているアロエベラジュース、プロポリス、ビーポーレンは、FLP ジャパン・リミテッドの製品です。問い合わせや購入方法は、159 ページに紹介している私のホームページをご覧ください。

①実際の食品の状態に近い。
②長期愛用者が多い。

私はしぼりたての状態をキープしたアロエベラジュース、薬剤で抽出せず砕いて固めただけのプロポリス、ミツバチの取ってきた花粉を固めただけの、パーフェクト・フードと呼ばれるビーポーレンで、46種類の栄養素を補っています。

このアロエベラジュースは、実家の家族にも飲んでもらっています。みな、アロエベラによって栄養状態が改善され、たくさんの恩恵を受けています。

4000年も昔から人々に愛用されてきた奇跡の植物の底力には、本当にすごいものがあります。私の生理痛だけでなく、父の糖尿病、弟の肝炎、祖母のパーキンソン病が改善されました。栄養素を体に入れるって、本当にすごいことなのですね。あくまで私の家族の体験なのですが、ちょっと驚きです。

この日のクイック・セラピー

玄米で微量栄養素をとろう

玄米には約40種類の微量栄養素が含まれています。白米派の人は、今日からお米に玄米を少し混ぜて炊いてみましょう。玄米100%だと胃腸の弱い人には負担が大きいので、五分づき米、七分づき米でもOKです。ただ、玄米は酸性食品。肉食が多い場合は逆効果になってしまいます。無理のないように毎日の食事に取り入れて、だんだんと野菜中心の玄米生活にシフトしていきましょう。

7番目の日

仕事に対する考え方を振り返る日

満ちる月で活動的になり、仕事への意欲も高まっているかもしれません。さて、ここで「仕事」は自分にとってどういう意味があるのか、考えてみましょう。

1日の大部分を仕事に費やすことにさほど疑問を持たないのが、現代人の価値観です。専業主婦でも、夫が仕事で家を空けるのは仕方がないと受け入れます。でも、積み重ねれば一生の大部分を仕事に費やすことになります。仕事は往々にして、家族や恋人、友人と過ごす時間を圧迫します。

「仕事と私とどっちが大切？」

どこかで聞いたようなセリフです。女性なら、仕事で忙しい男性につい言いたくなるかもしれません。最近では、逆に家族や恋人より仕事を優先する女性も増えてきました。

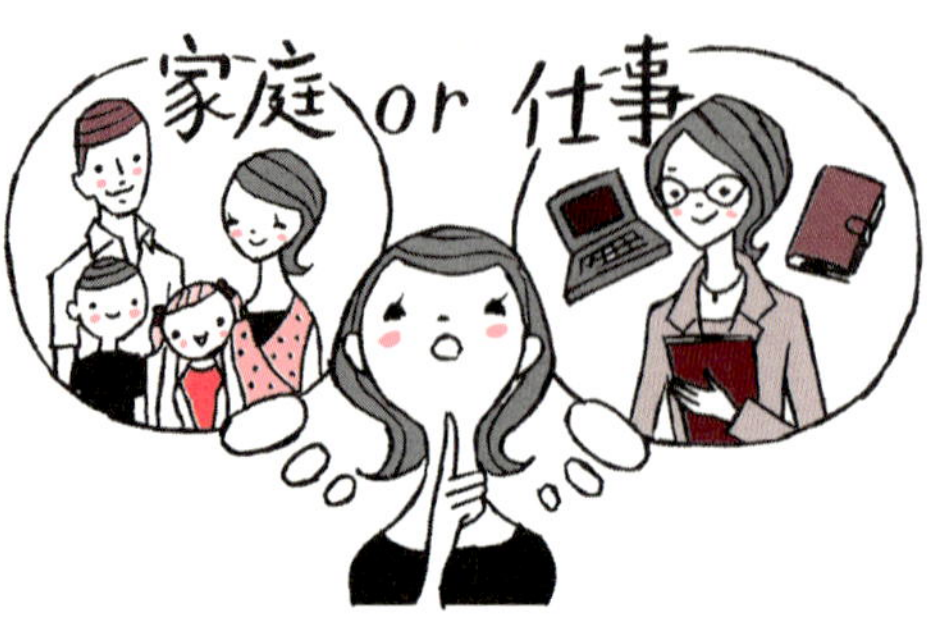

実は、この仕事優先の価値観が、家族のゆがみを生み出し、世の中のゆがみを生み出しているのです。

もちろん、仕事によって社会貢献や自己実現が可能になり、人間的に成長する面もあります。しかし、私たちの生命にとっていちばん大切なのは「愛ある人間関係」。そこが壊れてしまうと、この世で生きる意味を失ってしまいます。しかし、私たちは「愛ある人間関係」を育むべき家族を、いちばんないがしろにしがちです。

有名人の素敵な夫婦が、「仕事が忙しく、すれ違いが多い」を理由に離婚してしまうのを何度見たことでしょう。

長い目で見れば、素晴らしい人間を後世に送り出すための家庭作りのほうが、仕事で成功するよりも難しいし、価値のあることです。命を産み育てる場所が優先されれば、世界は変わります。人生の優先順位についてもう一度振り返ってみませんか？　家族優先の価値観が結婚生活を究極に幸せにし、未来の子どもたちを救い、世界の平和を生み出します。私はＥＬＰを学んでこのことに気づきました。あなたは「仕事」と「家庭」、どちらが大切ですか？

この日のクイック・セラピー

愛を行動に！

愛は相手のために費やす時間と行動に表れます。「仕事が忙しくて会えないけど、いつもあなたを想っている」では、伝わりません。あなたが子どもだったら、どんなふうに両親に愛されたらうれしいかイメージしてみましょう。そんな気持ちで、心も、時間もたっぷりとかけて相手を愛しましょう。愛は観念ではなく、行動です。

8番目の月の日

コア（腸腰筋《ちょうようきん》）トレーニングと骨盤体操の日

満月までの間、あるいは生理直後から排卵までの間は活動期に適しています。活動を活発にするには、交感神経を刺激しましょう。それには、骨盤を閉まった状態にするのが効果的です。

最近、マスコミで骨盤について取り上げられることが増え、骨盤の状態に意識を向ける人が多くなってきました。

開いている、閉まっている、ずれている、ゆがんでいる……骨盤の状態にもいろいろあります。そのほとんどは、骨ではなく筋肉の状態が影響しています。骨盤を支える筋肉群が弱っている場合に、腰痛や股関節痛などトラブルが発生するのです。

骨盤の状態を整えるときに外せないのが、いわゆる「コア」といわれる腸腰筋《ちょうようきん》。これは、背骨まわりにある大腰筋《だいようきん》と小腰筋《しょうようきん》と腸骨筋《ちょうこつきん》のことです。

コア（腸腰筋）

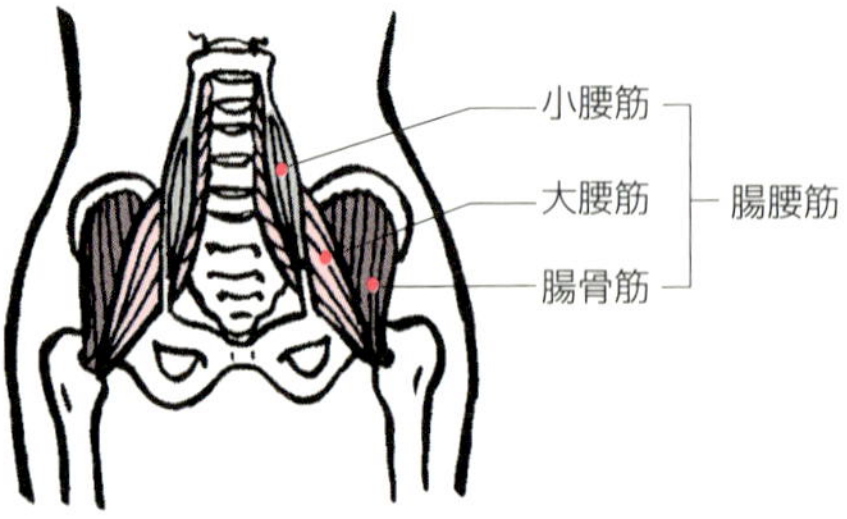

腸腰筋は人間の運動においてもっとも大きな働きをする股関節、体の軸となる腰椎《ようつい》とつながっています。そして、この腸腰筋という背骨と骨盤をつなぐ筋肉群が活性化すると、グンと姿勢がよくなり、疲れにくくなります。

今日は、コアの鍛え方と骨盤を閉める（立てる）動きをレッスンしましょう。

コアを鍛えるには、バレエの２番プリエと呼ばれるスタイルがぴったりです。腸腰筋とともに、おしりの外側、腿《もも》の内側が鍛えられ、Ｏ脚の改善にもなります。

はじめに息を吐いてゆっくりひざの高さまでおしりを下ろしてください。次に吸いながらもとに戻します。

１セット５～６回くらいから始めて、10回を目標にしていきます。最初は１日１回でも構いません。慣れてきたら、余裕があるときには自分ができると思う回数だけ行ってみてください。

そして骨盤を閉めるには、割り座寝が効果的です。

足首の間におしりを落とした状態で後ろにひじをついて仰向けに

この日のクイック・セラピー

骨盤開閉力を高めるアロマテラピー

朝は交感神経を刺激するレモン、ペパーミント、ローズマリーですっきり目覚め、頭蓋骨、骨盤が閉まっていくのを促します。夜はサンダルウッドやイランイランなどリラックスする香りでスムーズに副交感神経優位に導き、頭蓋骨、骨盤をゆるめていきましょう。

芳香浴の方法

マグカップなどに熱湯を注ぎ、精油を２～３滴たらす。熱で精油成分が空気中に拡散する。市販のアロマポットも便利。

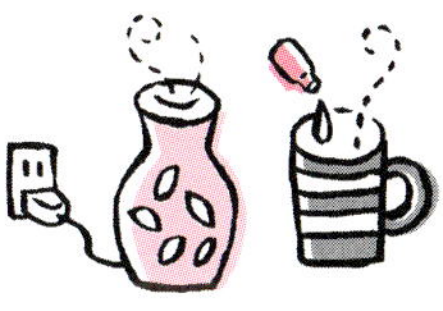

なり、ゆったりと呼吸します。だんだんと背中と床のすき間を小さくするのが目標です。両ひざを一度に曲げるとつらい場合には片方ずつ曲げていきます。曲げにくい側があればそちら側の時間を長くしましょう。骨盤の左右のゆがみが調整され、バランスがよくなります。

逆に満月から新月までの間や、排卵から生理までの間、あるいは1日の終わりは足裏をあわせて仰向けになり、骨盤まわりをゆるめるようにして、気持ちをリラックスさせましょう。

骨盤の開閉力が高まり、安定してくると、いわゆる肝が据わって物事に動じない姿勢が身についてきます。そして堂々とした中にも、凛とした女性らしさが漂うようになるでしょう。

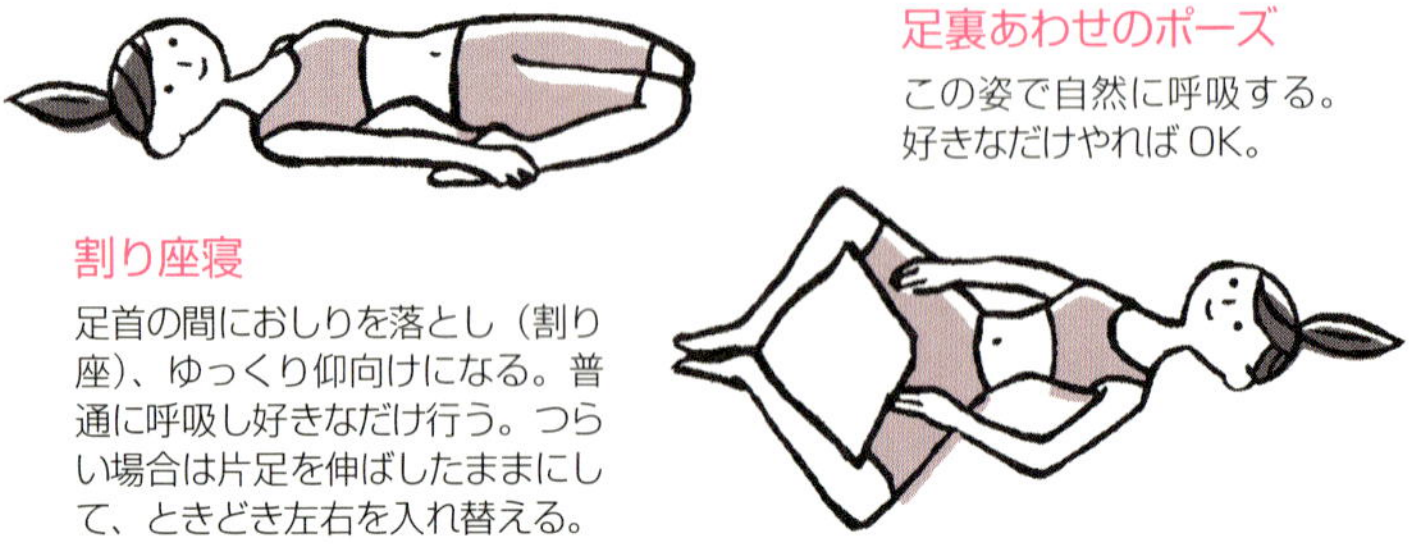

足裏あわせのポーズ
この姿で自然に呼吸する。好きなだけやればOK。

割り座寝
足首の間におしりを落とし（割り座）、ゆっくり仰向けになる。普通に呼吸し好きなだけ行う。つらい場合は片足を伸ばしたままにして、ときどき左右を入れ替える。

2番プリエ

・１セット10回が目標。
・優雅にゆっくり行うこと。
・頭が上からピアノ線でつられているイメージや、首が長く、伸びているイメージを思い浮かべる。
・つま先の向きとひざの曲がる向きをあわせることが大切。

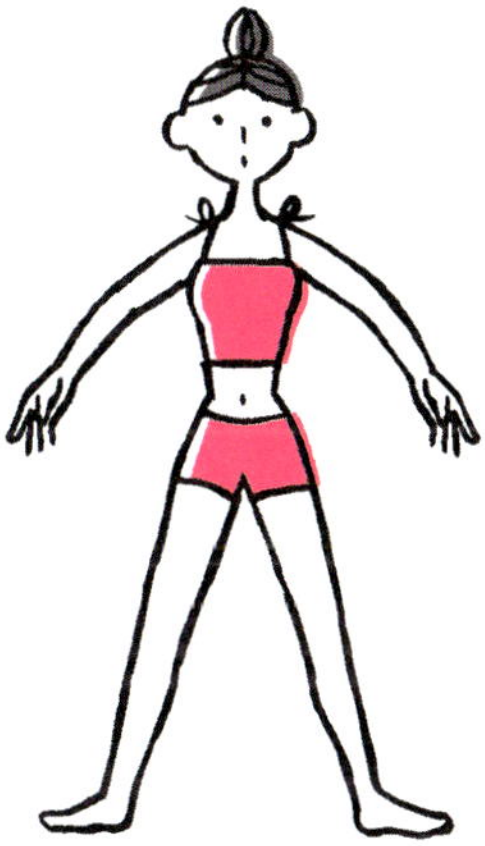

1 足を腰幅の約 1.5 ～ 2 倍に開いて立つ。手のひらを正面に向け、腕は自然な感じに開く。

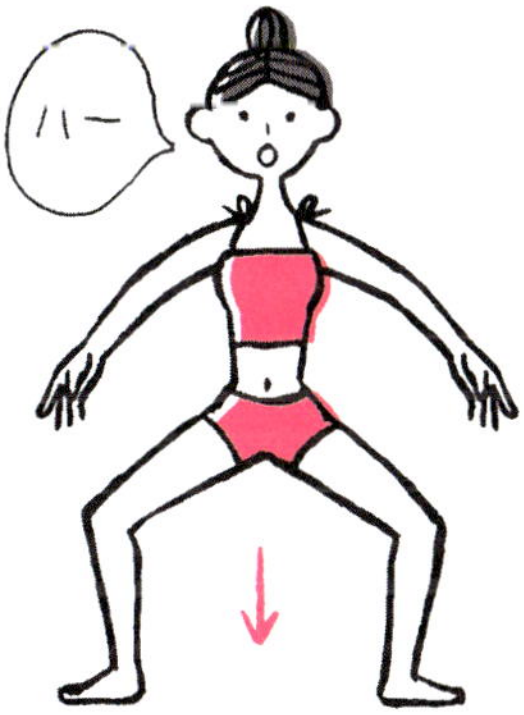

2 息を吐きながらしっかり足を開いて腰を下ろす。ひざがつま先より前に出ないように注意する。

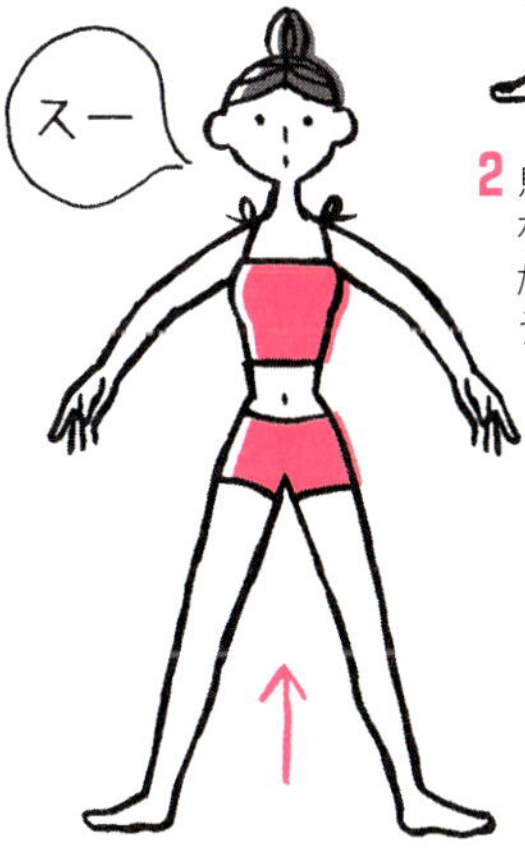

3 息を吸いながら上半身を引っぱるように腰を上げ、元の状態に。足の裏で床を押すような感じで、内腿を寄せていく。

9番目の月の日

ポジティブなエネルギーを持っている人に会いに行く日

「私ってなんてネガティブなんだろう」

そんなふうに思って、落ち込むことはありませんか？　まわりの人の欠点ばかりが目についたり、自分のダメなところばかり気になる状態になったら「愛のエネルギー」が足りなくなった証拠です。

アロマテラピーやヨガで心身のメンテナンスをするのも一つの方法ですが、運命を劇的に変えたいと思うのなら、縁を「棚卸《たなおろ》し」してみるのが効果的です。

今、あなたと縁のある人はどんな人でしょうか？　あなたが相談を持ちかけるのはどの人でしょうか？

愛とは人と人を結ぶ力のことであり、私たちは無意識に愛のエネルギーの交換を行っています。お湯と水を混ぜるとぬるま湯になるように、愛を多く持っている人は愛の少ない状態の人に無意識にエネルギーを分けてくれています。

「この人と会うと元気になる」

まずは、そう思える人との縁を深めてみることから始めましょう。

人間が体から発している「氣《き》」※は、同じ空間にいるだけで伝染します。静かでゆったりしたカフェに、イライラした人が入ってくるだけで店の空気が変わる感じは多くの人が経験したことがあると思います。裏を返せば、ポジティブなエネルギーを持っている人のそばにいるだけで意識せずともポジティブなエネルギーを受けることができるというわけです。

自分のまわりを見わたして、自分を元気にしてくれる人、そうでない人を整理してみましょう。そして、できるだけ元気にしてくれる人と過ごす時間を増やします。

「会うと何だか疲れちゃう」と感じる人は、あなたがエネルギーを与える側なので、自分が元気のあるときだけ会うようにすると相手の人にも元気になってもらえるし、あなた自身も自分をすり減らさずに済みます。

※ヨガの世界では、生命エネルギーとしての気には「氣」の文字を用いています。

この日のクイック・セラピー

ネガティブなとき

まわりに対して批判しか出てこないときは、バッチフラワーレメディのビーチを使ってみましょう。人と自分を比べて落ち込むときはラーチがおすすめです。何もやる気がしないときはホーンビームを使うと気力が回復します。

10番目の月の日

自分だけの「メンター（人生の師）」を見つける日

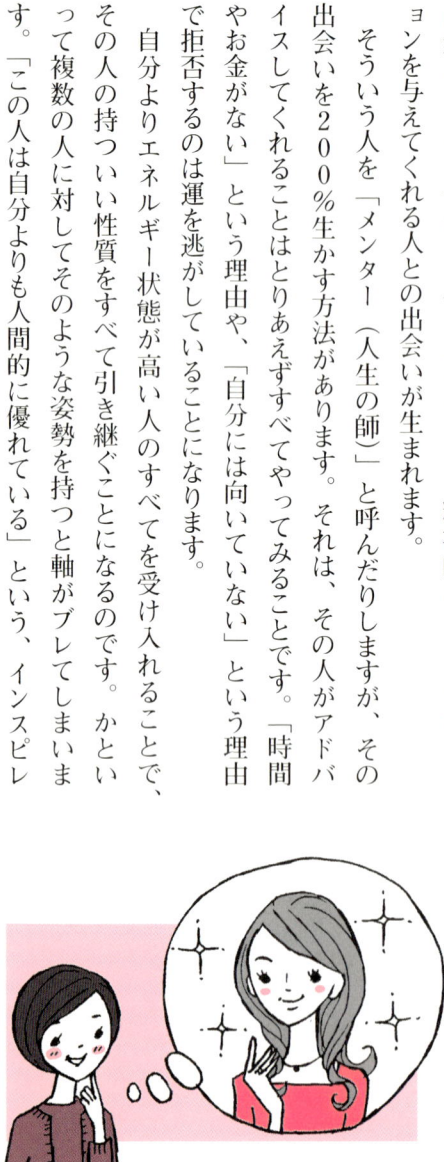

自分のまわりのポジティブな人との縁が深まると、人生の流れが自然によくなっていきます。そうなると、精神的なインスピレーションを与えてくれる人との出会いが生まれます。

そういう人を「メンター（人生の師）」と呼んだりしますが、その出会いを200％生かす方法があります。それは、その人がアドバイスしてくれることはとりあえずすべてやってみることです。「時間やお金がない」という理由や、「自分には向いていない」という理由で拒否するのは運を逃がしていることになります。

自分よりエネルギー状態が高い人のすべてを受け入れることで、その人の持ついい性質をすべて引き継ぐことになるのです。かといって複数の人に対してそのような姿勢を持つと軸がブレてしまいます。「この人は自分よりも人間的に優れている」という、インスピレ

ーションを感じた人を一人決めて徹底的にまねしてみましょう。自分の考えや感覚、センスを信じて、表現していくことは大切ですが、それをいったん否定して尊敬する人の考えや感覚、センスをまるごと取り入れていくことで、あなた自身がより大きく、より深く成長していくことができます。

メンターの前では、「いったん自分を否定してすべてを受け入れる」のがコツ。私は、メンターが伝えてくれたことはすぐに実行してきました。今思えばこの姿勢がよかったのだな、とつくづく思います。

そして自分の気づきが深まってくると、今までメンターと思っていた人に対して、違和感や物足りなさを感じるようになってくるかもしれません。そのときはそれもすべて受け入れて、ここまで自分を導いてくれたことに対する感謝の気持ちを持ち続けましょう。そうすれば、それがまた新たなメンターとの出会いにつながり、最終的に本当に深く尊敬できるメンターに出会うことができます。その出会いはきっとあなたの命の源泉となることでしょう。

この日のクイック・セラピー

アドバイスは全部トライする

今、あなたがいちばん信頼している人がすすめてくれることは、断らずにすべてトライしてみましょう。金銭的、時間的理由で断らないことはもちろん、「私にはあわない」というのも、ひとまず置いておきましょう。自分の可能性を広げるために、自分の判断に固執せず、信頼する相手の感性にゆだねることが大切なポイントです。

11番目の月の日

「天職（本当にやりたいこと）」について考える日

仕事に力を注ぐあまり、夫婦や家庭の人間関係が後回しになることは望ましくありませんが、自分がいきいきと楽しく、それでいて人のためになるような仕事につくことができたらこんなに幸せなことはありません。

自分の天職は何なのか、自分の道を決めかねている人にとってはぜひ知りたいところだと思います。

まずは好きなことや、小さい頃なりたかった職業を思いつくまま紙に書いてみましょう。

「思いつくまま」というのがポイントです。

そして自分が何をしている人に見えるか、どんな職業が向いているか、まわりの人に片っ端から聞いてみましょう。少なくとも20人には聞いてみてください。そうしたら何か自分の心に深く印象に残

この日のクイック・セラピー

人生の方向に迷うとき

オーラソーマのクイントエッセンスのヒラリオンやバッチフラワーレメディのワイルドオートをしばらく続けて使ってみましょう。人生を方向づけてくれる出会いや情報が飛び込んでくるはずです。

るものが出てきます。

私の場合は、意外なことに「自然に囲まれたプチホテルのオーナー」がイメージできるという人が何人かいたのです。

私の中でピーンと来ました。

普通のホテルではなく、心と体を癒し、魂の気づきを得られるような森の中のプチホテルがイメージできたのです。

そこでは様々なセミナーが開催され、大きな窓の緑が目にやさしく、鳥のさえずりが聞こえます。夜にはジャズコンサートなどがアットホームな雰囲気で行われています。

「そうだ！　これだ！」

大きな目標がようやく定まりました。

その後、ヨガの仕事に出会い、セラピーが仕事になりましたが、ただ、そういう一人きりでする仕事だけでは、ホテルを建てるほどの資金を得るのは難しいものです。そこで私は、夢を実現させるために先述のアロエベラジュースの素晴らしさをお伝えするネットワークの仕事も同時に行っています。夢を持つ仲間との出会いや深い

オーラソーマのクイントエッセンスやポマンダーを使うときは、通常立った状態で行います。

1 クイントエッセンスを左手首に3滴たらし、両手首で静かにこすりあわせる。ポマンダーなら、左の手のひらに3滴たらし、両手のひらで静かにこすりあわせる。

2 オーラを掃除する気持ちで、その色に全身が包まれる様子をイメージしながら、体の表面から約10～30cm外側を、頭の上から下半身に向かって両腕を動かしていく。

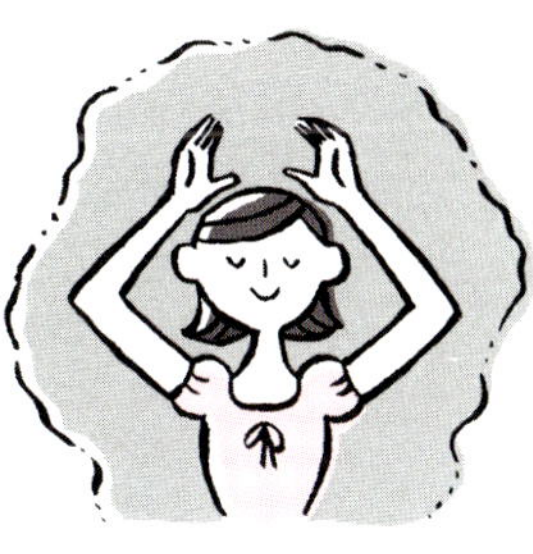

人間関係を育むとてもいい手段になっていて、ネットワークの仕事の素晴らしさを実感しています。

ヨガや様々なセラピー、また、健康食品の仕事を通して「心と体と経済の健康」を提唱していきながら、いずれはたくさんの人が集える場所を手に入れることが今の私の目標です。

自分が何に向いているかわからなかったら、たくさんの人、特に信頼できる人に聞いてみます。まずはそこからヒントを探してみましょう。

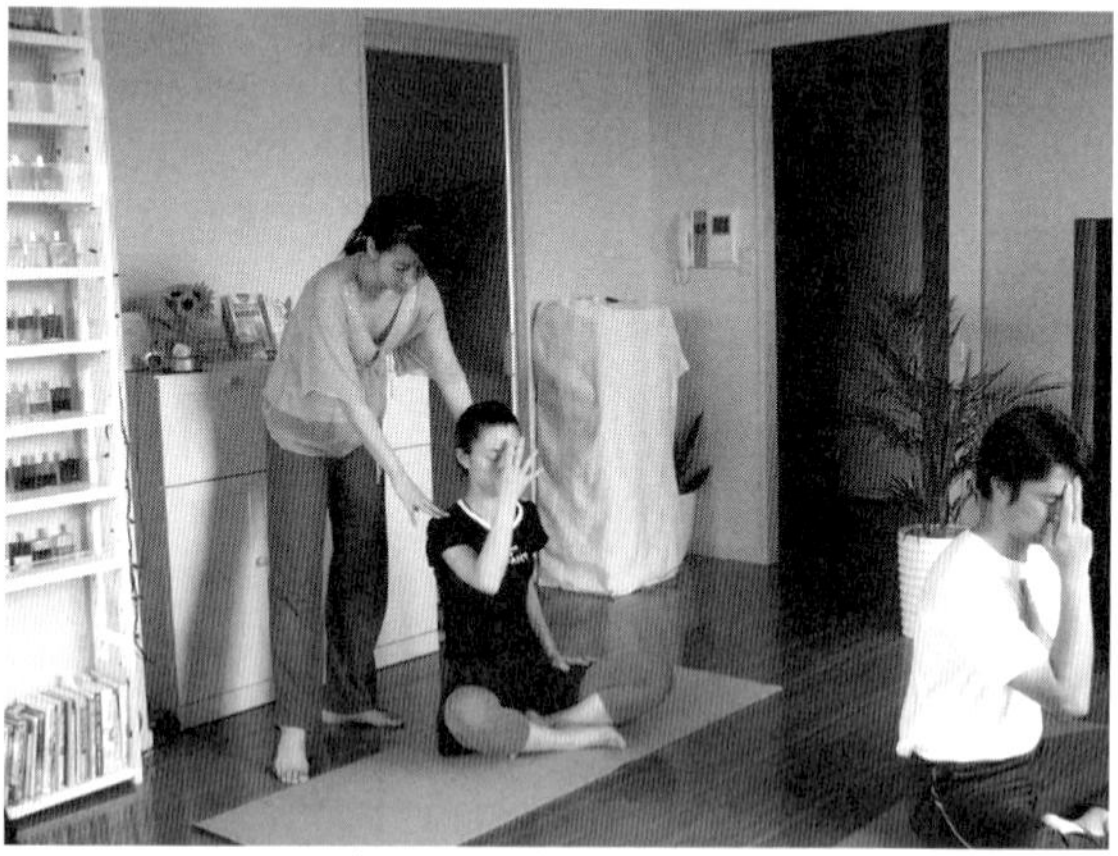

Yoga Salon Nirvana（ニルバーナ）で指導中の著者

12番目の月の日

違う道を歩いてみる日

満月に近づくうち、新月の日に決めた目標があまり達成されていない場合は少し焦りや落ち込みを感じるかもしれません。

思ったようにことが運ばなくても、また、残念なことが起こったとしても、「すべてのことに意味があるから」と受け止められれば、運命は必ず好転します。

とはいっても、元気がなくなってやる気が失せてしまうこともあります。そんなときは、普段は通ることのなかった道を歩いてみることをおすすめします。そうすると不思議なことに、堂々巡りしているネガティブなエネルギーが、新しい外界の情報に反応して昇華されていきます。

素敵なお宅を見つけたり、よく手入れされた庭や花壇に心奪われたり、お散歩中の犬と目があったり……。すべてが新鮮に目に映るでしょう。しばらく外の世界に意識を向けて足を動かしているうちに、気持ちがスッキリと落ち着いてくるはずです。

風水の吉方位を調べて、その方向に行ってみるというのもいいかもしれません。

元気のないときは「あそこに行くと何かいいことが起こりそうな気がする」と思うところがあれば、実際にそこに足を運んでみてください。きっと何かが得られると思います。

大切なのは、「こうしたほうが自分にとってプラスだ」と思うことに対して、重い体を引きずってでも行動に移すことです。

時間やお金がないという理由で行動に移さないと、ネガティブなエネルギーはあなたの中にとどまったままになります。

沈んでいるときは、いつもと違うことをするのは少し億劫なものです。でも、まずいつもとほんの少し違う道を歩いてみてください。それだけで、心持ちが変わってくるはずです。

この日のクイック・セラピー

現状を脱却したいとき

イライラしたり、集中できなかったり、何か精神的に行き詰まっているときは、丹田〈たんでん〉といわれる下腹部に力が集まっていない状態です。頭や首、肩のまわりに氣が滞っているので、おしりの穴を締めて、深呼吸するだけでも気分が落ち着きます。

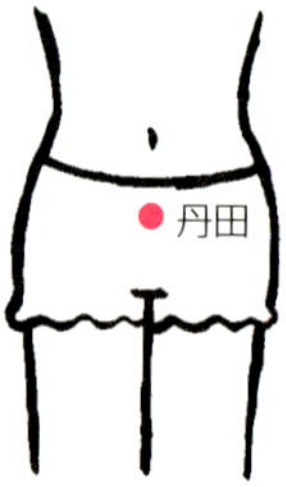

足上げ腹筋

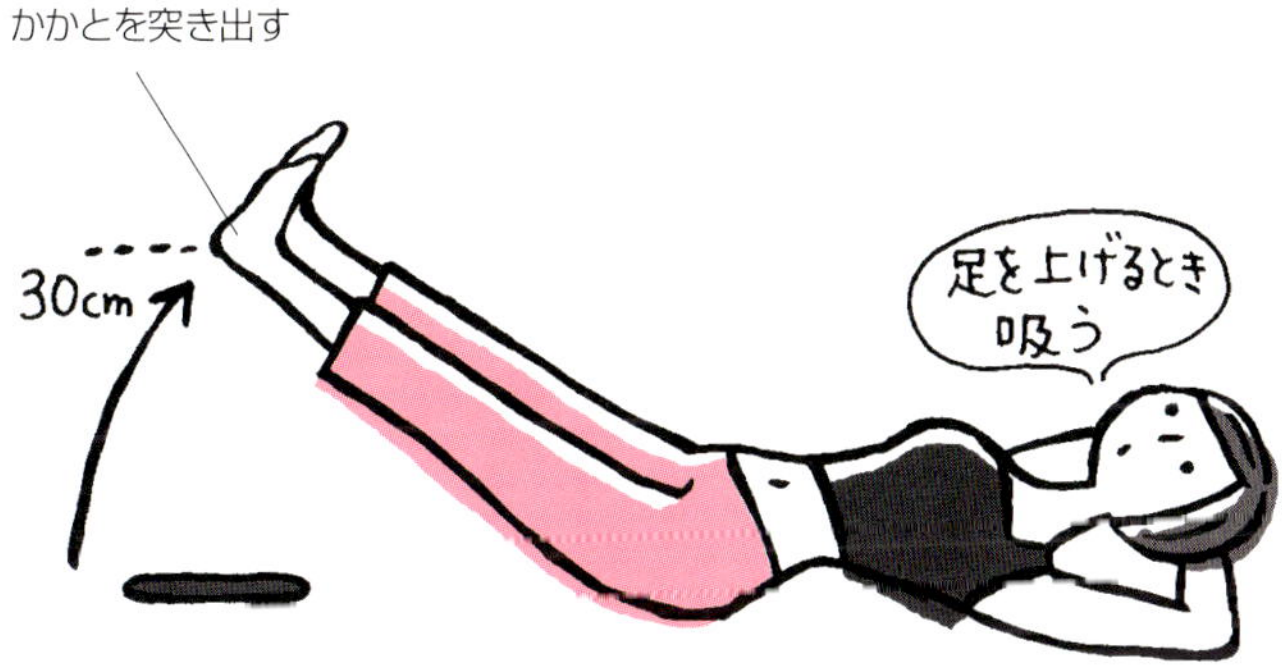
かかとを突き出す
30cm
足を上げるとき
吸う

1 息を吸いながら両足を床から約30ｃｍ上げる。かかとを突き出し、ひざとアキレス腱を伸ばす。

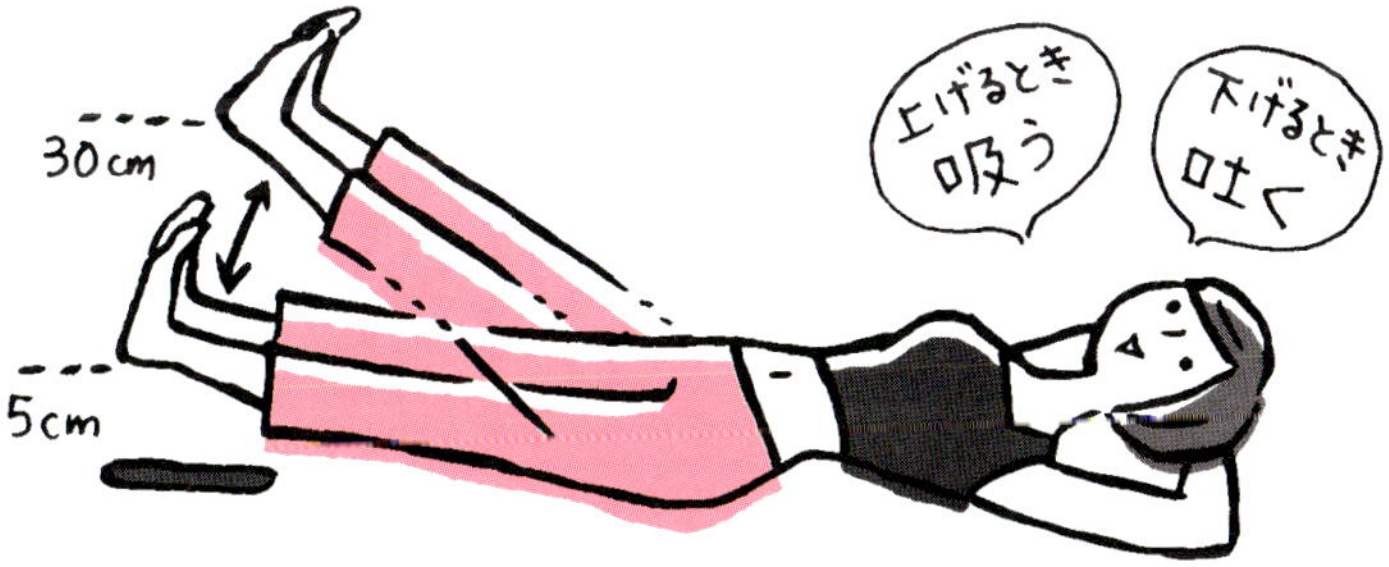
30cm
5cm
上げるとき
吸う
下げるとき
吐く

2 吐きながら床から5ｃｍの高さまで足を戻す。これを繰り返す。下げるときは吐き、上げるときに吸う。終わらせるときは、足を床すれすれまで下げ、自然な呼吸で10～20秒静止してから床に戻す。

13番目の月の日

幸せな家庭と縁を深める日

幸せのための4つのアプローチの中で、もっとも大切なのが家族関係です。家庭が愛に満ちあふれていれば、ほとんどの精神的問題は解決します。

とはいうものの、残念ながら多くの人が、多かれ少なかれ家族関係に問題を抱えているのが現状です。

私自身、両親や弟との関係に長い間苦しみました。世の中に本当に平和で幸せな家庭が存在するのかしら、と感じることがしばしばありました。

幸いながら、夫は愛のある穏やかな家庭に育った人でした。夫は、私の尖《とが》った部分を、すべて受け止めてくれました。夫と出会わなければ、私は生きていくことすら難しかったかもしれません。

ただ、人間関係は受け取るだけでも、与えるだけでも、バランスが悪くなります。私は苦しんだからこそ救われる道を求め、真理を求め続けました。私のそうした姿が、夫に精神的な深いインスピレーションを与え、それで夫婦のバランスがとれていたようです。

今年で私たち夫婦は、結婚10年目になります。家族の中で深い結びつきがあればあるほど、人は力を得るということを身をもって感じています。

今、自分の家族関係に問題を抱えていたり、関係が希薄な人は、なかなか幸せな家族というものをイメージするのが難しいと思います。そういう場合は、まずは親戚や友人などの温かいファミリーとの縁を深めてみるのがいいと思います。

そして、素敵な夫婦、素敵なファミリーとの交流を通し、少しずつ幸せな家族のイメージを作っていきましょう。

「そんな知り合いもいないし、幸せな家族のイメージなんてまったく浮かばない」

という人もいると思います。そんな人は、両親や夫など、家族にしてもらってうれしかったことをどんな小さなことでもいいので、思

この日のクイック・セラピー

いい状態をよみがえらせる「アンカリング」

いい状態をイメージして、最高潮にリアルになったときに手首をギュッと握ったりして体の感覚と結びつけておくことを「アンカリング」といいます。アンカリングが成功すれば、体の感覚を再現するだけですぐにいい状態にアクセスできます。

い出してみましょう。

普段は無口で、遊んでくれることもないような父が遊園地に連れていってくれたこと、母が作ってくれたお弁当の味、新婚時代の夫の帰りをワクワクして待っていた時間……。

それぞれの場面で感じた温かい、切ない気持ちを、大事に大事にふくらませていけば不思議と力がわいてきます。

アンカリングの方法

昔（子どもの頃でもいい）の、自分にとっての幸せな体験や成功体験を思い出す。「あの日は真っ青な空だった」「がんばって！という友だちの声援が聞こえた」「体がフワフワ浮く感じがした」など視覚や聴覚や体の感覚の記憶を思い出しながら、手首や耳たぶなどに触り、記憶と実際の触覚を結びつけておく。次からは、記憶を結びつけておいたところを触れば、いい状態を思い出すことができる。例えば、プレゼンテーションなどで上がってしまう人は、過去の成功体験を記憶させておくといい。

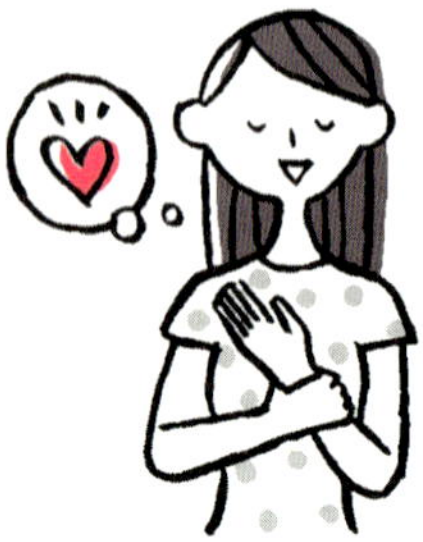

14番目の月の日
お気に入りの自然食品店やレストランを探す日

マクロビオティックという食事法をご存知ですか？　玄米、野菜、豆、海藻といった食事によって、体の陰陽のバランスをとり、心と体の自然のバランスを取り戻そうというものです。

マクロビオティックを実践すると、私たちの心と体が食べものによっていかに大きな影響を受けているかがわかります。

例えば、甘いものを食べすぎると体が冷えます。また、血糖値の変化が大きくなり、感情の起伏が激しくなります。肉食が多ければ、精神的な繊細な振動を感じ取りにくくなります。また、菜食もいきすぎれば、現実に渦巻くネガティブなエネルギーに立ち向かえなくなってしまいます。

肉食が減ってくると、心も体もスッキリとしてきますが、ときには繊細になりすぎて、まわりの影響を受けて疲れやすくなることがあります。そんな場合は、動物性たんぱく質も「あり」としましょう。

マクロビオティックを実践するうえで注意したいことは、あれもダメ、これもダメ、と自分をがんじがらめにしてしまうことです。食事は、内容もさることながら、そのときの精神状態が、その後の消化吸収を大きく左右します。少々健康によくないとされているものでも、感謝していただければ体は喜んでくれます。ファーストフードも、空腹をまぎらわすためだけに食べればコレステロールや脂肪のもとにしかならないかもしれないけれど、仲のいい人たちと楽しく和気あいあいと食べればおいしく感じ、心と体の栄養にもなる、ということです。もちろん、健康によくないとされているものは、量をとりすぎないようにすることが肝心です。

どちらかといえば食事に無頓着だという人は、たまには自然食品店やレストランに足を運んでみましょう。自然食品と聞いて、「味は二の次では？」「無骨な感じがする」などと敬遠していた人も「案外おしゃれ」「思っていたイメージと違って、おいしそう！」などと目

忙しい人には宅配の自然食品店もおすすめです。認証有機野菜やオーガニック食品等の会員制宅配サービスです。食品のほか、エコロジー雑貨も充実しています。

●POD ポラン広場の宅配
http://www.e-pod.jp
電話：0120-831-871（平日 9：00 〜 18：00、土曜 9：00 〜 16：00 祝日も営業）
FAX ：0428-24-9892（24 時間受付）
宅配のほか、直営店、webshop 通販、提携販売店があるそうなので、お近くの店舗情報などもお問合せください。

からウロコの体験をされるかもしれません。

スナック類やジャンクフードをどうしてもやめられない、という人は、自然食品店のお菓子に変えてみましょう。素材そのものの味をしっかり味わうと、こちらのほうが病みつきになるかもしれませんよ。

また、食材はできるだけ自然食品店で購入することをおすすめします。スーパーでは、産地や原材料、添加物が書かれた表示などを見て、本当に体に安全な食品かどうかをじっくり吟味しなければなりませんが、自然食品店であれば、それほど神経質になる必要はありません。

「外食が続いて調子が悪い」

それでも食事を作るのが面倒だという人は、外食する店を、健康的な食事を提供してくれるレストランに変えてみましょう。「食事に気をつけるのなら、全部自炊しなければ！」と思うと、大変です。生活習慣を変えようと思うのなら、がんばりすぎない、無理しないことがポイント。あれもこれもと、完璧にやろうとすると無理がきて長続きしないものです。


私のお気に入りは東京・西荻窪にあるオーガニック・レストランです。店の人の感じがいいのも、お気に入りの理由です。

3階の書店には、自然食に関する本もあります。

●レストラン　BALTHAZAR（バルタザール）
〒167-0053　東京都杉並区西荻南3-15-3　ほびっと村2階
電話：03-3331-0522
昼11：30～14：30　夜18：00～23：00（ラストオーダーは30分前。金・土曜は24：00まで。日曜日は22：30まで）
火曜日定休

最近は、自然食品店や自然食のレストランが増えてきました。ぜひ、あなたのお気に入りのところを見つけておいてください。そして、不健康な生活が続いたらそこに足を運びます。足を運ぶだけでも、不思議と健康になった気分になれるもの。すると、なぜか日々の生活も少しずつ健康的になっていくから不思議です

この日のクイック・セラピー

食生活を振り返ってみる

忙しい生活を送っていたら、なかなか自炊もできません。だからといって、今日もダメだったと自分に厳密になりすぎたら、決して続きません。完璧主義になりすぎてしんどいな、と思う日もあるでしょう。そんなときは、バッチフラワーレメディーのクラブアップルがおすすめです。気持ちに余裕を取り戻せます。

15番目の月の日
「満月」夜だけダイエットを始める日

とうとう満月です。

この日には、新月に決意したことが形になるかどうかははっきりと表れてくることでしょう。形になりそうならこのまま進み、形になりそうもなければ、「実現のために必要な考え方や行動」を3つあげ、それを紙に書き出します。そして次の新月までの間、何度もその紙を見て、内容を実行しましょう。

満月の日は、身体的には吸収の力が最高に強まる日でもあります。お肌も水分や栄養をグングン吸収します。美容面ではローションを使ったパックなどが効果を発揮するでしょう。

食事についていえば、食べたものも吸収しやすい日だといえます。本当なら、満月の日は断食が望ましいのです。でもこれはちょっと難しいでしょう。無理せず、できる範囲で食事の質を高め、量を減らすように心掛けてください。

注意したいのは、栄養を吸収しやすい反面、食品添加物など身体に悪い成分も吸収しやすいということ。太りたい人はその点に気をつけ、栄養面に気を配りながら食事を多めにとると、いつもより血となり肉となりやすいといえます。

断食をする場合は、水分をできるだけたくさんとります。東洋医学では1日24時間の中に「肝・心・脾・肺・腎」の五臓それぞれがもっとも活発に働く時間帯があるとしています。15時から19時までは水分調節機能を司る腎機能が活発な時間だといわれています。ですから、この時間帯に水分をたくさんとれば、体の排泄を促して体内の老廃物を排出し、新しいきれいな水分と入れ替えることができます。

夜だけ食事を抜くか、夕食を野菜ジュースだけにするというのもいいでしょう。

私は満月の日は、100%のアロエベラジュースとプロポリス、ビーポーレンだけで過ごします。プロポリスは、ミツバチが自分た

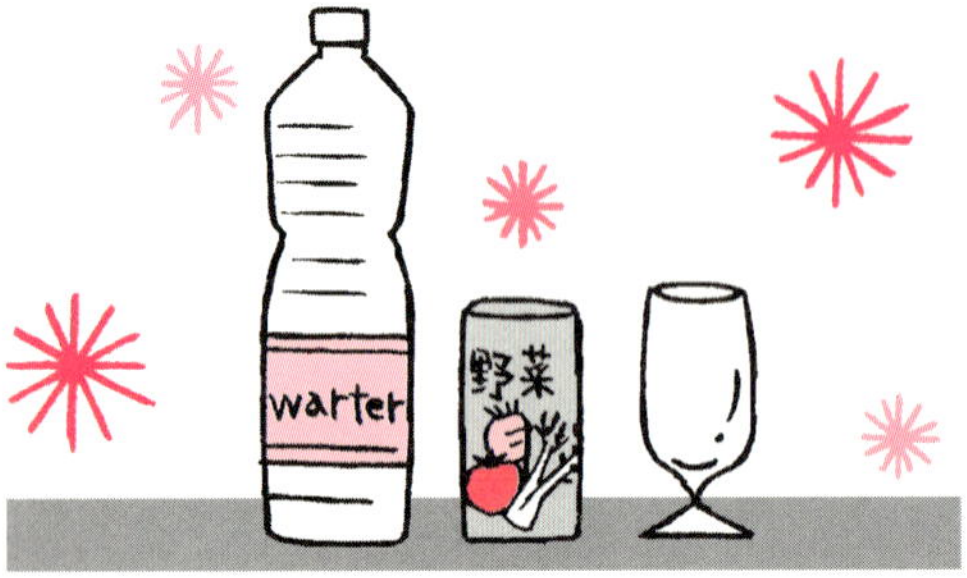

ちの健康を守るために巣を汚染から守ろうと、樹液に自分の腺分泌物を加えて作る貴重な物質です。酵素やフラボノイドを多量に含み、抗ストレス作用や抗菌作用など様々な作用があります。１１０種類以上の微量栄養素が含まれています。

ビーポーレンはミツバチが集めた花粉だんごを固めたもの。パーフェクト・フードと呼ばれる健康食品です。これも、含まれる微量栄養素は95種類以上。この３つだけで１日に必要な栄養素が完璧に補えます。私は、ちょっと食べすぎたかなという日の翌日や、意識や体の感覚をスッキリさせたいときにも、この食事スタイルにします。

みなさんも試しに１日だけ、夕食を抜いて、あるいは３食すべて抜いて、水や野菜ジュースだけで過ごす「プチ断食」にトライしてみてはどうでしょう。断食終了の翌朝は、お粥を少しだけ、昼はお蕎麦などを少し、夜はさっぱりした和食、と少しずつ普段の食事に戻すことが大切です。

ただ、病気治療などを目的にした本格的な断食は必ず医師や専門家の指導を受けましょう。

普段の日も夜だけでも軽い食事にすると、寝覚めがとてもよくなります。特に疲れたときは食べないこと。ハードワークで体も心もボロボロだったときに通っていた指圧の先生に言われたことです。「睡眠時間がとれないなら、食事の量を減らしてください」と言われて私はとても驚きました。夜は消化器官を休めなければならない時間なのに、たくさん食べると夜寝ている間にも休みなく消化活動が行われてしまうから当然といえば当然です。自動的に睡眠も浅くなります。朝起きられない、起きても疲労感が消えない人は、食事が遅かったり、夜に食べすぎている可能性があります。食事の量を減らし胃腸の負担を小さくして、短くても質の高い睡眠がとれるようにしましょう。

おつきあいがあって、どうしても夜を抜くのは難しい場合は、朝だけジュースにして昼は軽めに済ませ、夜はおいしく楽しく食事をいただきます。この「おいしく楽しく」というのがポイント。食事は、親しい人たちと会話を楽しみながらいただくと、自然と量が減

この日のクイック・セラピー

行きすぎを抑える

満月の日は何事も過剰になりやすいので、少し抑制気味に暮らすのがいいでしょう。

食欲などの欲求や感情のコントロールを失ってしまいそうだと感じたら、バッチフラワーレメディのチェリープラムをおすすめします。また、赤は、創造性や改革を意味し、エネルギーを感じさせる色。満月の日は赤を身につけないほうが何事も行きすぎないで済みます。

ります。ただ、お酒は控えたほうがベターです。お酒には、脳の満腹中枢を麻痺させる作用があるからです。

野菜ジュースのレシピ

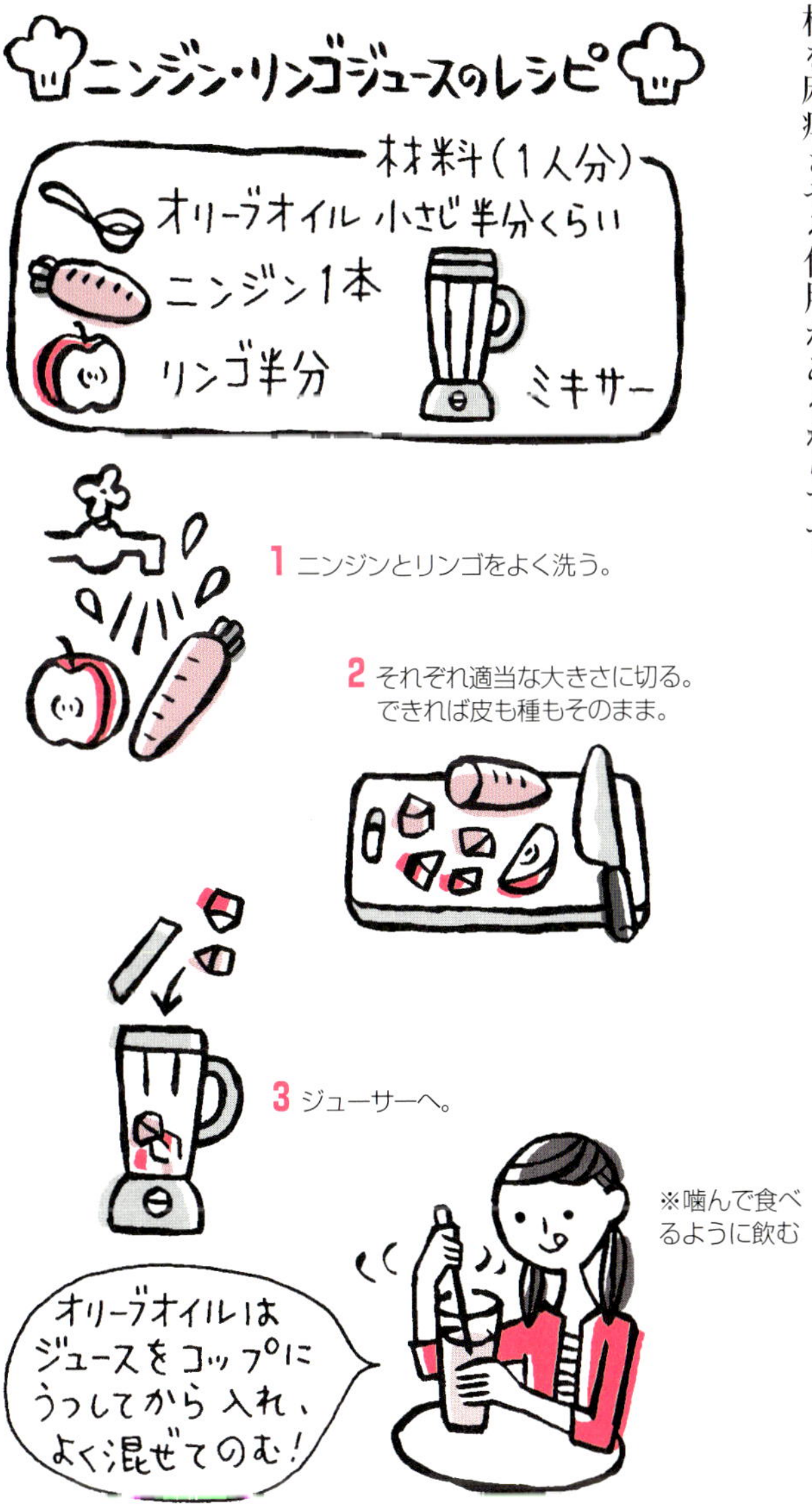
ニンジン・リンゴジュースのレシピ
材料（1人分）
オリーブオイル 小さじ半分くらい
ニンジン1本
リンゴ半分
ミキサー
1 ニンジンとリンゴをよく洗う。
2 それぞれ適当な大きさに切る。
できれば皮も種もそのまま。
3 ジューサーへ。
※噛んで食べるように飲む
オリーブオイルは
ジュースをコップに
うつしてから入れ、
よく混ぜてのむ！

太りにくい体をつくる食事プラン

今日からこの食事プランをスタートして太りにくい体に！

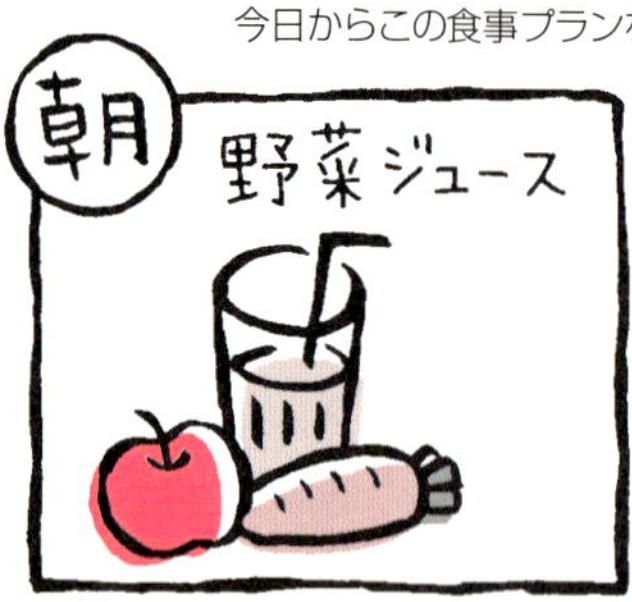
朝
野菜ジュース

朝は体が水分を欲しているので、たっぷり水分補給を。コップ１～２杯とるのが理想。野菜ジュースか、水とフルーツだけにして体の中の未消化物を午前中に燃やしきる。

空腹感を感じたら
黒砂糖
ショウガ紅茶1~2杯

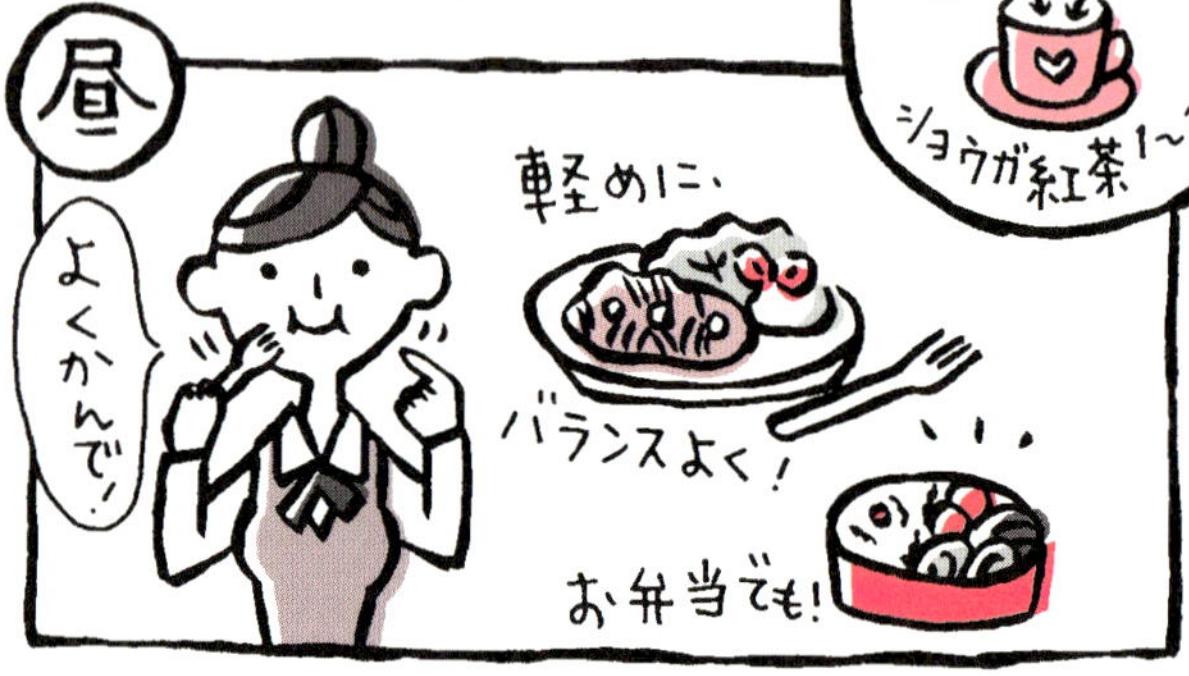
昼
よくかんで!
軽めに、
バランスよく!
お弁当でも!

外食の場合は炭水化物や油物が中心にならないように心がけて。忙しい日も、食事の時間はゆっくりとよく噛んで食べ、リフレッシュタイムにする。手作りが可能な人は、栄養のバランスを考えて。

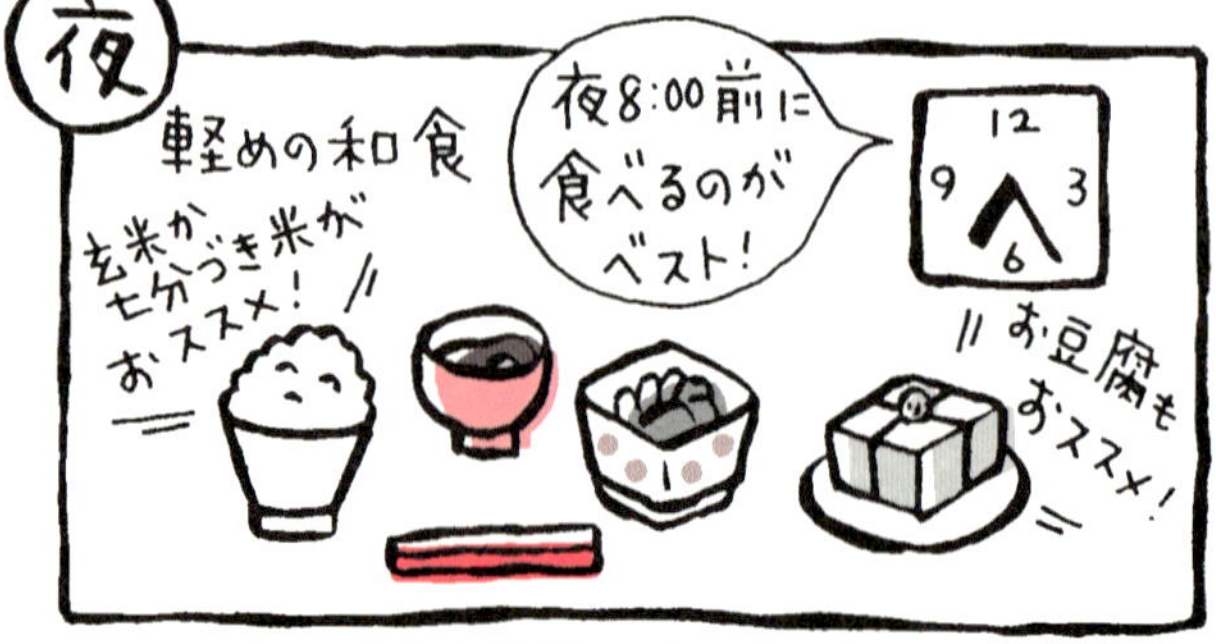
夜
軽めの和食
夜8:00前に食べるのがベスト!
12
9
3
6
玄米か七分づき米がおススメ!
お豆腐もおススメ!

メニューは和食が基本。エネルギーに変わりやすい炭水化物は少なめに、体の材料となるたんぱく質と野菜を中心に。特に豆腐はおすすめ。ダイエットしたい人、昼に食べすぎたという人、帰宅が遅くなった人は豆腐だけで済ますのもOK！

16番目の月の日

血液サラサラマッサージで「流れのいい体」を作る日

人生のチャンスは、どうしたらつかめると思いますか？

心をオープンにして常にアンテナを張り巡らせておくことが、チャンスを見逃さないためにもっとも大切なことです。そして、これには血液の状態も大きく関わっているのです。

「血液サラサラ」「血液ドロドロ」などという言葉をよく耳にしますが、これが運をつかむのに、とても大切なキーワード。

運命を上昇させていくためには、軽やかさが必要です。重い体、血液ドロドロの体では自分に必要な情報や、人との縁に恵まれるチャンスをキャッチできません。「血液サラサラ」を意識してキープしていけば、チャンスがどんどんやってくるということです。「血液サラサラ」で健康も運も手に入るなんて素敵なことだと思いませんか？

月が欠けていく時期は、心身ともに解毒と排泄の力が高まります。この時期には、生活に「デトックス・リンパマッサージ」を取り入れてみましょう。

「デトックス」という言葉は、聞いたことがあるかと思います。よく「体内浄化」「毒出し」などという言葉で説明されています。

私たちの体の中には血管と同じようにリンパ管という管が巡っています。リンパ管はよく「体の下水道」と呼ばれます。この管の中を流れるリンパ液は、死んだ細胞などの老廃物を運ぶ役割をします。リンパ管の各所には中継地点となるリンパ節があり、そこでリンパ液を濾過して異物や毒素を排出します。

リンパ液の流れが悪いと、むくみの原因にもなります。リンパ液は筋肉が動かないと流れが止まってしまうため、流れがよくなるよう、リンパ節に向かってマッサージし、デトックスを促すのです。オイルを用意して「よし！　マッサージするぞ！」と特別な時間を作ったり、サロンなどへ行き、プロにマッサージしてもらうのも素敵なのですが、毎日続けられるものではありません。

何も気負う必要はないのです。オイルやローションなどは用いなくてもOK。何もつけずに、シャワーを浴びる前に硬めのボディーブラシで全身をマッサージするもよし、シャワーを浴びながら手でマッサージしてもよし。湯船につかりながら、全身の表面をさするだけでもいいのです。

基本は、手足は端から中央に、背中は上から下に、胸とお腹は円を描くようにマッサージすることです。中でも腕と足のつけ根は、心臓に向けてしっかり刺激します。わきのあたりは特に念入りに刺激すると、二の腕がスッキリします。

大切なのは、とにかくお風呂に入るたびに行うことです。

ちなみに、私は、マッサージをするとき「流れのいい体、流れのいい体」と心でつぶやきながら全身を刺激しています。そうすると、心のわだかまりも取れる感じがします。回数は、「ラッキーセブン」にちなんで、7回。7は、数秘学では物事の完成とさらなる飛躍を意味する数字とされています。新たな変化、チャンスを迎え入れるためのラッキーナンバーというわけです。ただし、基本は、自分の

この日のクイック・セラピー

食べ物でデトックスする

生命力の強いもの、繊維の多いものが体を中からきれいにしてくれます。コリアンダーやアロエベラ、きのこ、こんにゃく、海藻類を意識してとりましょう。特にコリアンダーやアロエベラは放射能さえも体から排出してくれるといわれています。

体が気持ちいいと感じるまで行うことです。あなただけのラッキーナンバーで、好きな回数だけ行ってみてください。

また、腎機能を刺激し、さらなるデトックスを促しましょう。腎機能が弱っていると排泄機能が低下してしまうからです。腎機能を刺激するには、ヨガの「ねじり」や「コブラのポーズ」が効果的です。このポーズをとると、ちょうど腎臓のあるあたりが圧迫されるため、ゆるめたときに一気に血流がよくなります。むくんで老廃物がたまっているな、と感じたら、ぜひ試してみてください。

みなさんも、流れのいい体になって、宇宙のエネルギーをキャッチしましょう。

ねじりのポーズ

※自然な呼吸で。

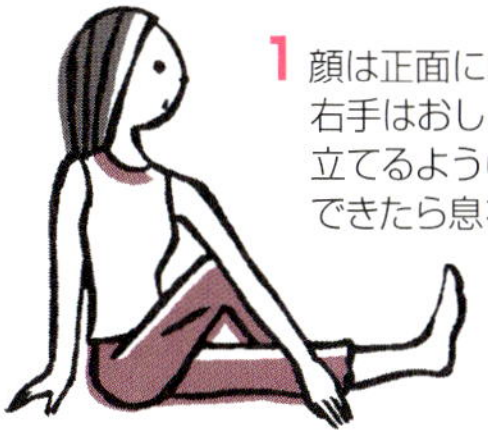

1 顔は正面に向けたまま、この姿勢に。右手はおしりの後ろに置き、背骨を立てるようにして床を押す。準備ができたら息を吸う。

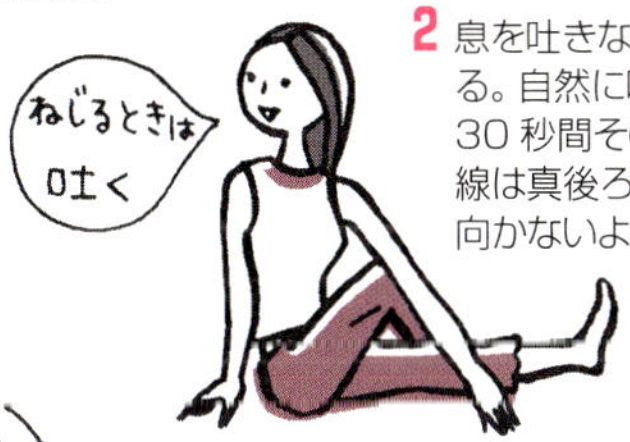
ねじるときは
吐く

2 息を吐きながら体をねじる。自然に呼吸しながら、30 秒間そのままで。目線は真後ろに。上や下を向かないように。

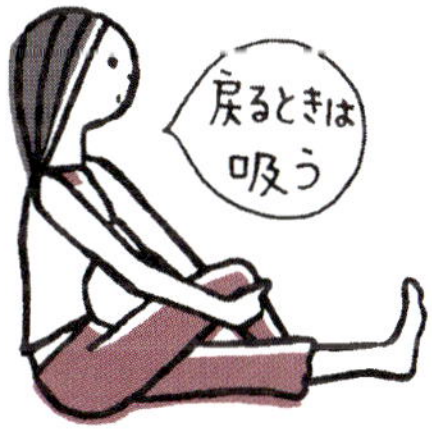
戻るときは
吸う

3 息を吸いながら体を戻し、体が戻ったら息を吐き、リラックス。落ち着いたら反対側も。何回繰り返してもOK。やりにくいなと感じるほうを多めにするのがポイント。

コブラのポーズ

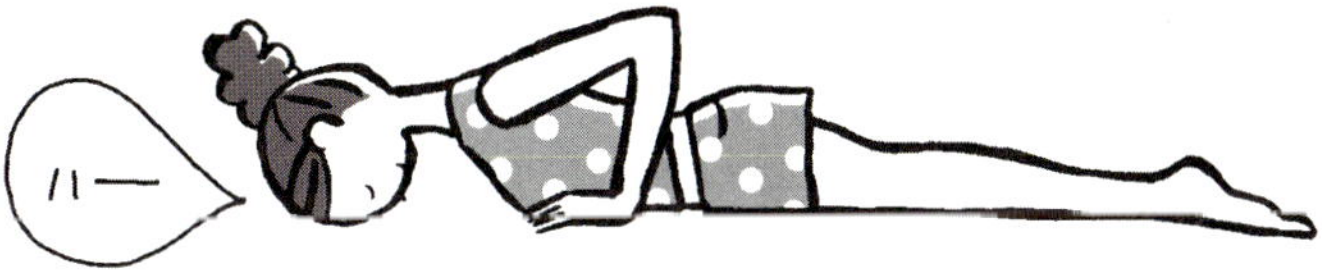

1 うつぶせになって額を床につける。わきを締め、両手を胸の横につけ、ひじは左右に開かないようにして、息を吐く。

2 息を吸いながら、手の力ではなく、背中と全身の力で上体を起こす。ひじで上体を後ろに引っぱるように自然に呼吸をしながら 30 秒間そのまま。

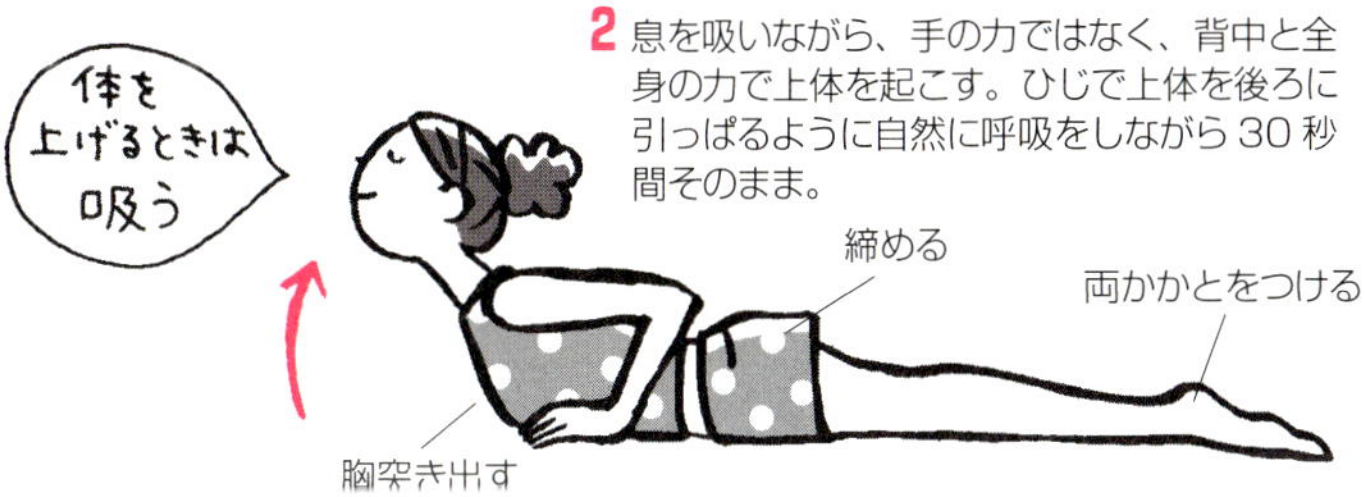
体を
上げるときは
吸う
締める
両かかとをつける
胸突き出す

デトックス・リンパマッサージ

1 首

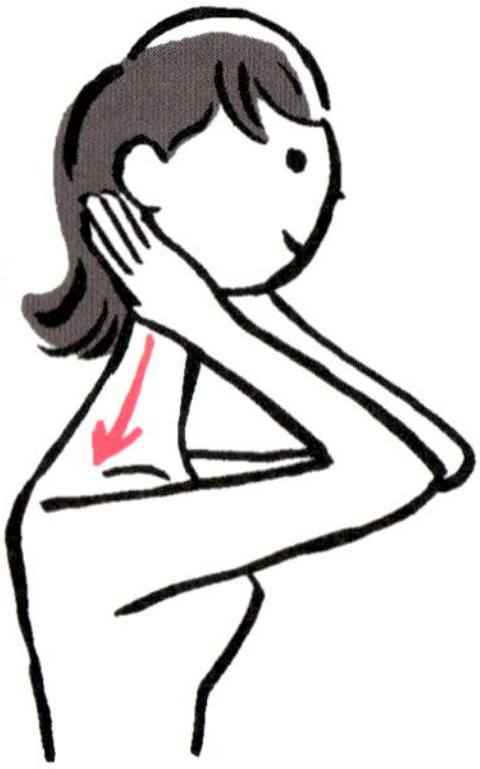

両手の指全体を使って、首の側面を鎖骨に向かってさすり下ろす。

2 腕

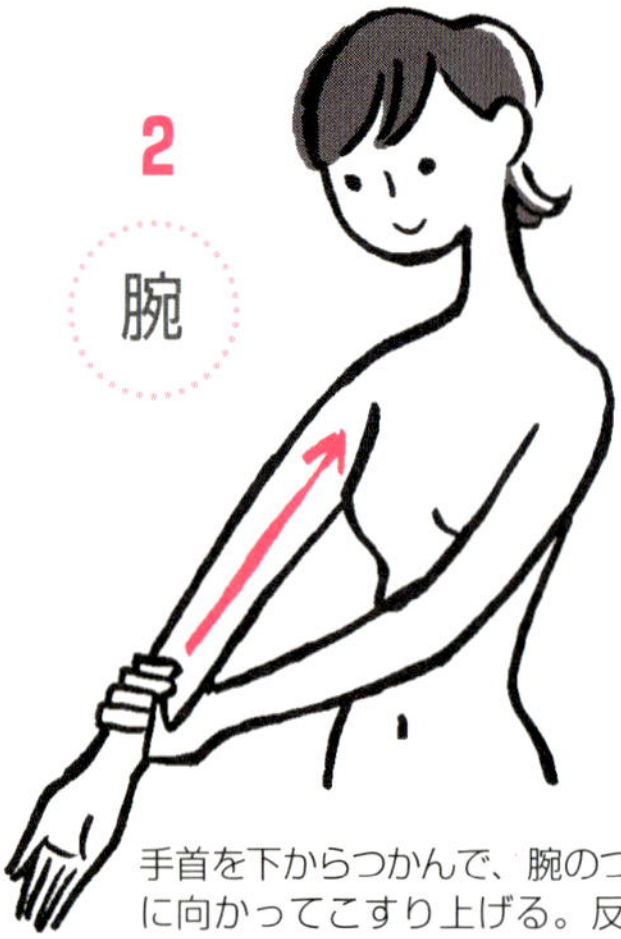

手首を下からつかんで、腕のつけ根に向かってこすり上げる。反対側の腕も同様に。

3 腕のつけ根

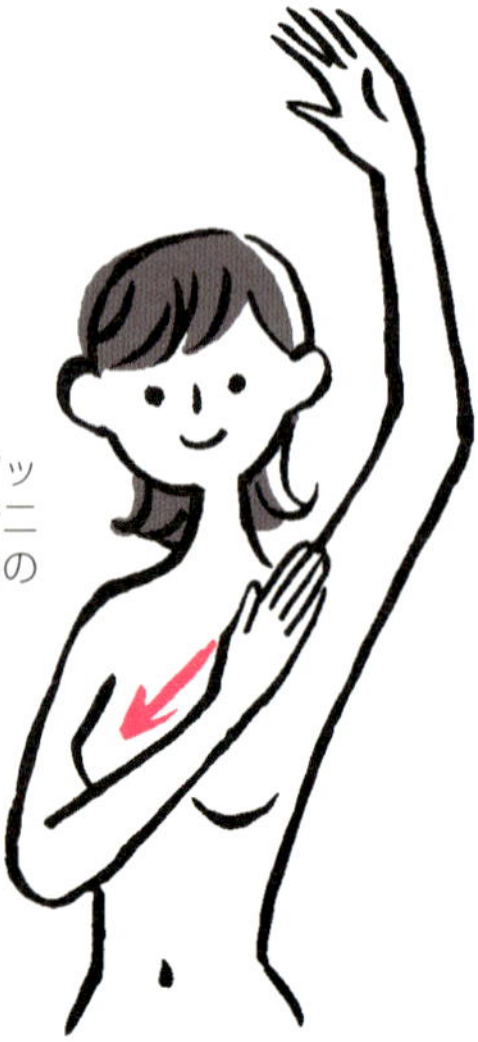

心臓に向かってマッサージする感じで二の腕の途中から胸の方までさする。

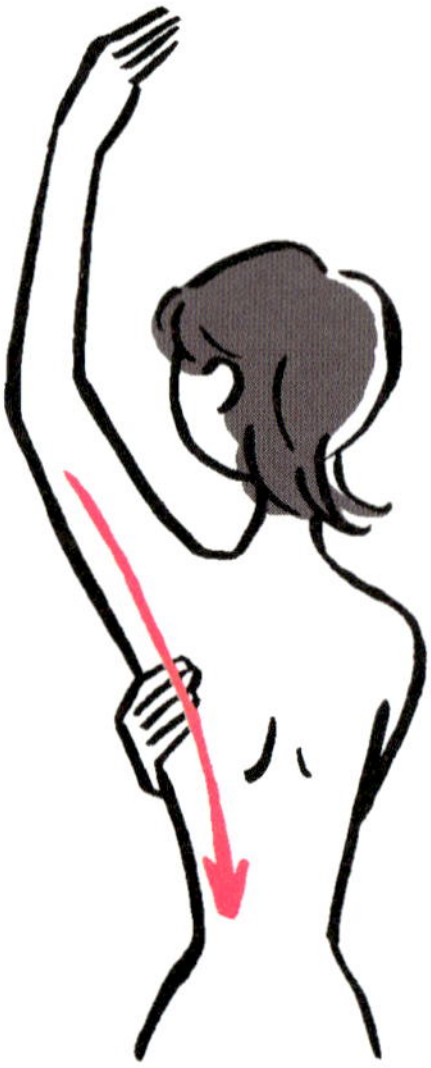

背中側も忘れずに。二の腕の後ろから、わき腹までさすり下ろす。

4 胸

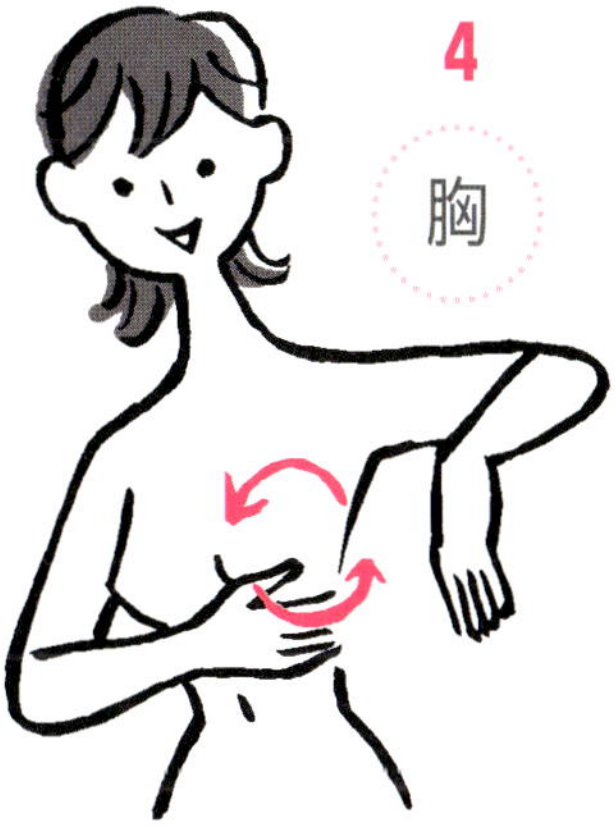

わきの下から胸の上を通って中央に寄せ、胸の下を通って円を描くようにさする。反対側も同様。

5 お腹

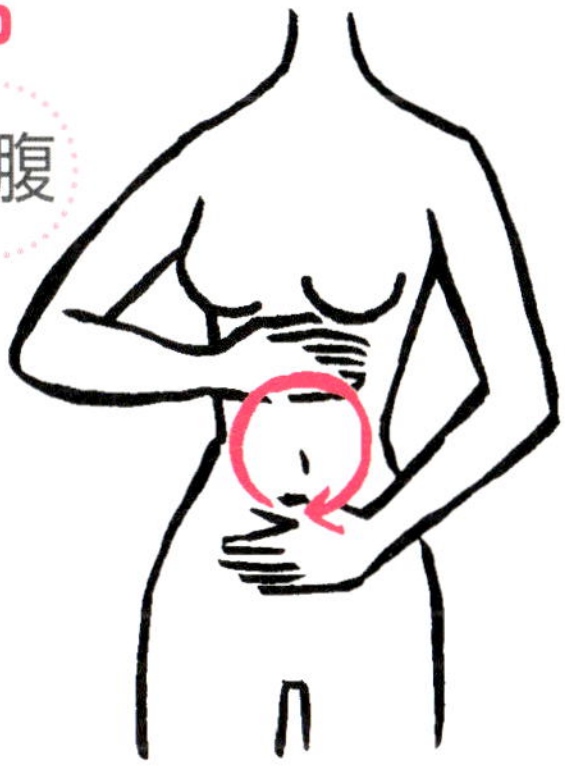

両手のひらを使って、おへそを中心にして時計回りに円を描くようにさする。

6 背中からおしり

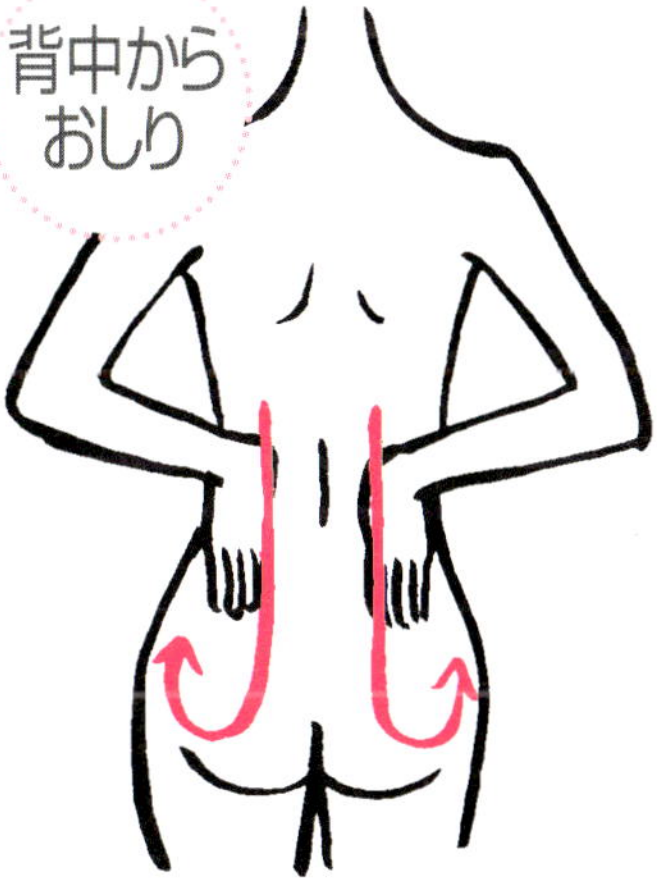

まず、左右の手のひらで、背中のできるだけ高い位置から背骨にそってさすり下ろし、おしりの丸みにそって円を描くようになで上げる。便秘のとき特におしりまわりを念入りに。

7 足

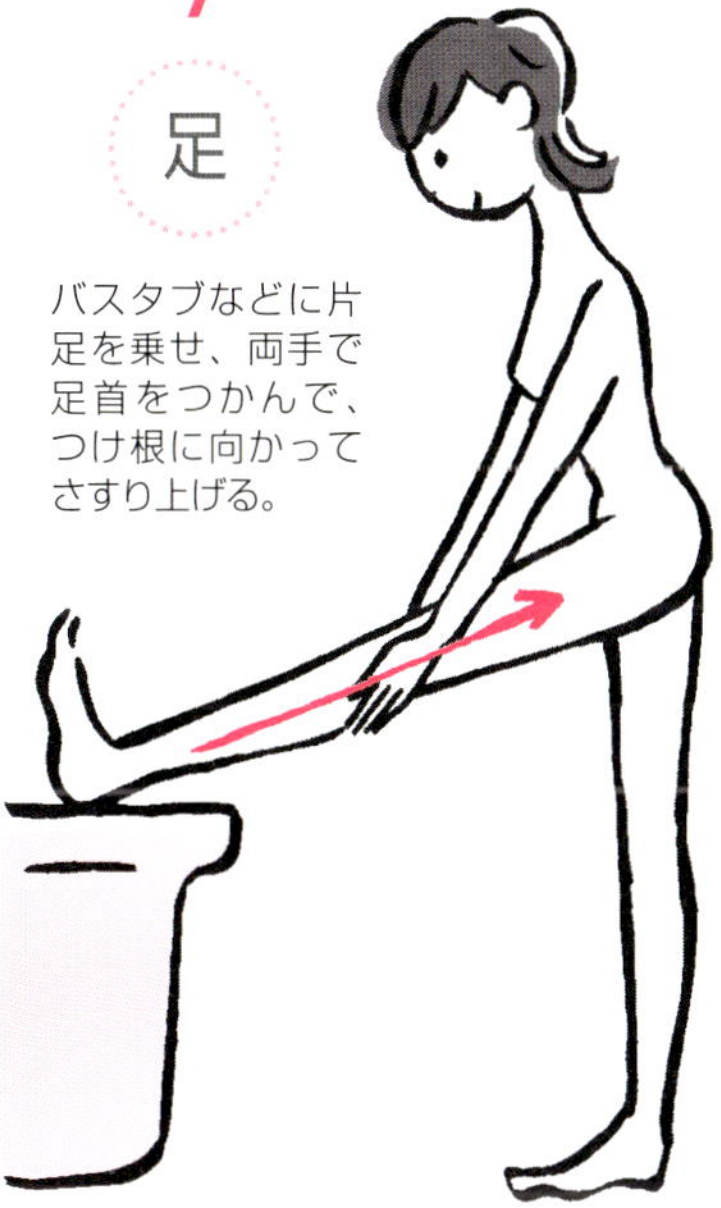

バスタブなどに片足を乗せ、両手で足首をつかんで、つけ根に向かってさすり上げる。

17 番目の 月の日

身のまわりの化粧品や洗剤を見直す日

デトックスで体をきれいにするのと同時に、この日から、体にとって「毒」になるもの、特に合成界面活性剤は体に入れないようにしていきましょう。

合成界面活性剤は、水と油を一気に乳化できるので製品の大量生産を可能にします。そのため、合成界面活性剤は、日用の消耗品のほとんどに入っています。化粧品、歯磨き粉、シャンプー、リンス、トリートメント、台所用・掃除用・洗濯用洗剤……。皮膚からも口からも、恐ろしいほどの合成界面活性剤が吸収されています。特にリンス、トリートメントはあまりすすがないため、頭皮・毛髪に毒性の強い成分が多く残留します。

この合成界面活性剤は、体内に入るとたんぱく質を破壊する性質を持っているとされています。人体への吸収がとても早いのも特徴

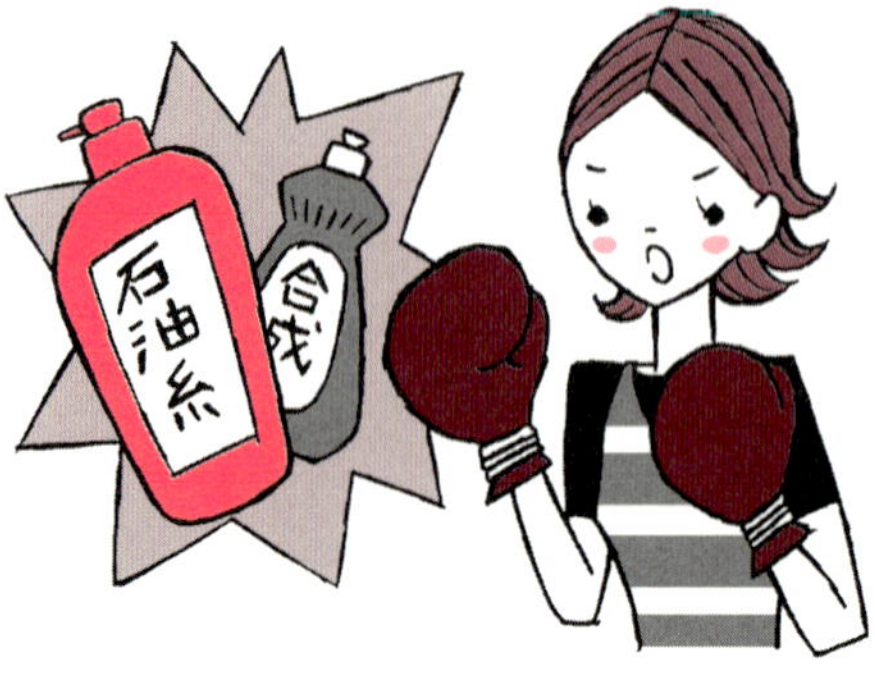

です。皮膚のバリアを壊し、化学成分を皮膚に浸透させ、皮膚障害や内臓障害を引き起こす可能性があります。不妊症などの生殖障害との関連性も指摘されています。分解されにくく、体内に蓄積されます。

特に、将来、健康な赤ちゃんを産みたいと思っている人は、合成界面活性剤を生活から徹底的に排除していきましょう。合成界面活性剤は、妊娠している女性の胎盤も通過してしまいます。奇形や障害、アトピーの原因ともいわれているため、大切な赤ちゃんに悪影響が及ばないようにしましょう。合成界面活性剤は、200種類以上あるため、見分けるのが大変ですが、危険なものとして有名なのが、ラウリル硫酸ナトリウムです。

TVや新聞などで大々的に宣伝していないものの中にこそむしろ、良質のものがたくさんあります。実際に使った人の話など、口《くち》コミを中心にこまめに情報を集め、真に良質のものを見つけてください。私は15年以上、リンスもトリートメントも使ったことがありませんが、合成界面活性剤フリーの、良質のものを使っているせいか髪は極めて健康です。

また、食器は、洗剤を使わなくても、充分きれいになります。油はキッチンペーパーなどでふき取って、洗剤のいらないクロスを使えば、ピカピカになりますよ。

洗濯は、セラミックの小さな粒が入った界面活性効果のあるグッズを使えばほとんどの汚れが落ちます。洗剤を使う場合は、石けん系、重曹系、有用微生物系のものに変えましょう。私のホームページ（159ページ）でおすすめグッズを紹介していますので参考にしてみてください。

歯磨き粉は直接口に入るので、特に気をつけたいものです。粘膜は皮膚の13倍も吸収力があります。粗塩や石けん歯磨き、ナスの黒焼きの粉などを使うといいでしょう。自然のものに慣れると、一般の歯磨き粉や洗剤などに違和感を持つようになります。そうなればしめたものです。自分の健康とともに、未来の生命のためにも、今日からぜひ、合成界面活性剤をやめましょう。

この日のクイック・セラピー

歯は塩磨きで

肝臓を元気にするといわれているベチバー、ローズマリー・ベルベノンの精油をお風呂に1〜2滴たらして、全身浴をしましょう。そしてこの日から昔ながらのナチュラルな歯磨きを始めてみませんか？　塩磨きは江戸時代の人もしていたといわれます。方法は次の通り。まず歯磨き粉をつけずに、歯ブラシだけで10分間磨きます。唾液の力で歯は充分きれいになります。そして、さらに歯ブラシの先に塩をちょっとつけて磨けば、歯ぐきが引き締まり、歯周病予防になります。

18番目の月の日
「月の星座」で自分の無意識を知る日

自分の無意識について知りたいという気持ちは、誰しもが持っているのではないでしょうか？

その一つの方法として、「月の星座」を調べてみることをおすすめします。一般的な星占いは、「太陽の星座」を利用しています。太陽の星座とは、生まれた瞬間の太陽の方角を示したものです。生まれた瞬間、太陽が牡羊座の方角にあれば牡羊座、蠍座の方角にあれば蠍座というふうになります。太陽の星座は、「自分で意識できる自分」「公的な自分」「社会の中での自分」の傾向を表します。

同じように、生まれた瞬間に、月がどの方角にあったかを知ることで「自分の無意識の傾向」について知ることができます。

あなたが考えていることと行動がいつも食い違ってしまう場合は、月の星座を調べることで何かヒントが見つかるかもしれません。1

04~107ページの表で調べてみましょう。

また月は「母親との関係」も象徴しています。あなたがもし、母親との関係で問題を抱えている場合はお母さんの分も調べてみるといいかもしれません。

現在では雑誌や新聞、テレビやラジオなどで、様々な占いを楽しむことができます。「今日はラッキー」「運気不調」などという言葉に、一喜一憂する人は多いでしょう。しかし、占星学のホロスコープをはじめとして、一般に占いといわれているものは、当たるとか当たらないとかということに価値があるのではありません。占いを通して出会う言葉によって、自分の深い部分に意識を向け、眠っていた自分の中の「質」を呼び起こすことにこそ意味があるのです。

自分が持って生まれた「質」を、生きている間に存分に発揮できればあなたは、あなたの人生を充分に生きたといえるのではないでしょうか？

「自分の可能性を最大限に生かすこと」。

このことに、この世に生まれてきた意味の一つがあります。

この日のクイック・セラピー

占い全般について

占いやチャネリングをしている人が人格的に優れているとは限らないので、むやみにみてもらうということはおすすめできません。

人にアドバイスを乞うときは、不思議な能力を持っている人でなく、素晴らしい人格を持っている人に聞くことのほうがずっと有意義です。

自分の本質を知るのに、ホロスコープはとてもいいヒントを与えてくれるでしょう。

誰かに見てもらうより、見方を教えてもらって自分で読み解けるようになるほうがいいかと思います。

仕事で何か悩んでいる場合も、ホロスコープによって月の星座を読み解くことで、打開策が見つかるかもしれません。例えば、月の星座によれば、獅子座の人は自己主張が強く、人々の間で注目を浴びるのが好き、とされています。ですから、地味な仕事でうつうつとしている人の月の星座が獅子座なら、スポットライトを浴びたいという気持ちが影に隠れている場合があります。それを満たす環境に身を置くと、その人の持つエネルギーが輝き出します。

隠れた自分の「質」を探し続けましょう。

あなたの可能性は、無限大です。

6月	7月	8月	9月	10月	11月	12月
射手座	山羊座	水瓶座	牡羊座	牡牛座	蟹座	獅子座
牡羊座	牡牛座	蟹座	獅子座	乙女座	蠍座	射手座
獅子座	乙女座	蠍座	山羊座	水瓶座	牡羊座	牡牛座
山羊座	水瓶座	牡羊座	牡牛座	双子座	獅子座	乙女座
牡牛座	双子座	獅子座	天秤座	蠍座	射手座	山羊座
天秤座	蠍座	射手座	水瓶座	魚座	牡牛座	双子座
水瓶座	魚座	牡牛座	蟹座	獅子座	乙女座	天秤座
双子座	獅子座	乙女座	蠍座	射手座	水瓶座	魚座
蠍座	射手座	水瓶座	魚座	牡羊座	双子座	蟹座
魚座	牡牛座	双子座	獅子座	乙女座	天秤座	射手座
獅子座	乙女座	蠍座	射手座	山羊座	魚座	牡羊座
射手座	山羊座	魚座	牡羊座	双子座	蟹座	獅子座
牡牛座	双子座	蟹座	乙女座	天秤座	射手座	山羊座
乙女座	天秤座	射手座	山羊座	水瓶座	牡羊座	牡牛座
山羊座	魚座	牡羊座	双子座	蟹座	乙女座	天秤座
双子座	蟹座	乙女座	蠍座	射手座	山羊座	水瓶座
天秤座	蠍座	山羊座	魚座	牡羊座	牡牛座	蟹座
魚座	牡羊座	牡牛座	蟹座	獅子座	天秤座	蠍座
蟹座	獅子座	天秤座	蠍座	山羊座	水瓶座	牡羊座

表2　誕生した日付により加算する数字

誕生日	加算数	誕生日	加算数
1	0	17	7
2	1	18	8
3	1	19	8
4	1	20	9
5	2	21	9
6	2	22	10
7	3	23	10
8	3	24	10
9	4	25	11
10	4	26	11
11	5	27	12
12	5	28	12
13	5	29	1
14	6	30	1
15	6	31	2
16	7		

表3　星座表

（12のあとは1に戻る）

1	牡羊座
2	牡牛座
3	双子座
4	蟹座
5	獅子座
6	乙女座
7	天秤座
8	蠍座
9	射手座
10	山羊座
11	水瓶座
12	魚座

表１　各月の１日に月が運行している星座

誕生年	１月	２月	３月	４月	５月
1939 1958 1977 1996	牡牛座	蟹座	蟹座	乙女座	天秤座
1940 1959 1978 1997	天秤座	蠍座	射手座	山羊座	水瓶座
1941 1960 1979 1998	水瓶座	牡羊座	牡羊座	双子座	蟹座
1942 1961 1980 1999	双子座	獅子座	獅子座	天秤座	蠍座
1943 1962 1981 2000	蠍座	射手座	山羊座	水瓶座	牡羊座
1944 1963 1982 2001	魚座	牡牛座	牡牛座	蟹座	獅子座
1945 1964 1983 2002	獅子座	乙女座	天秤座	蠍座	射手座
1946 1965 1984 2003	射手座	山羊座	水瓶座	魚座	牡牛座
1947 1966 1985 2004	牡羊座	双子座	双子座	獅子座	乙女座
1948 1967 1986 2005	乙女座	蠍座	蠍座	山羊座	水瓶座
1949 1968 1987 2006	山羊座	魚座	魚座	牡牛座	双子座
1950 1969 1988 2007	牡牛座	蟹座	蟹座	乙女座	天秤座
1951 1970 1989 2008	天秤座	射手座	射手座	水瓶座	魚座
1952 1971 1990 2009	魚座	牡羊座	牡牛座	双子座	蟹座
1953 1972 1991 2010	蟹座	乙女座	乙女座	天秤座	射手座
1954 1973 1992 2011	蠍座	山羊座	山羊座	魚座	牡羊座
1955 1974 1993 2012	牡羊座	牡牛座	双子座	獅子座	乙女座
1956 1975 1994 2013	獅子座	天秤座	天秤座	射手座	山羊座
1957 1976 1995 2014	山羊座	水瓶座	魚座	牡羊座	牡牛座

月の星座を見つけるには

試しに 1974 年 10 月 10 日生まれの人の月の星座を、調べてみましょう。

・表１を見てください。1974 年 10 月１日、月は牡羊座にいました。

・表２を見てください。10 日の横を見ると、４と書いてあります。

・表３を見てください。牡羊座の１に、４を加算すると５の獅子座です。月の星座は獅子座ということになります。獅子座のキーワードは、次の見開きの表４のとおり自己表現。創造性を生かして華やかに輝ける仕事に向いているといえます。

（注）この表は、グリニッジ標準時をもとに作成しています。
表からわかった性格が明らかに自分とは違うと感じるなら、前後の星座を見てみてください。

本表は『月の魔法』を参照しました。

特　徴	キーワード
リーダー向き。新しいことにチャレンジしたり、競争に情熱を燃やす。ひらめきや直感力にも優れている反面、無鉄砲で失言が多いのも特徴。見切り発車をしてしまうことも。純粋な面があり、策略には不向き。	存在
五感が研ぎ澄まされており、心地よいもの、美的なものに敏感。忍耐力があり、定着や安定を求める。貯蓄に向いている。変化を好まないところがあるので頑固な一面も。	所有
好奇心が強くコミュニケーション能力にたけ、情報収集力がある。頭を使うことが得意。スピード感を求める半面、集中力に欠ける。また、小旅行や引越しなど、常に変化を望む。	知性・言葉
家庭的で母性愛に満ちており、喜怒哀楽を素直に表す。感受性が強く、周囲の影響を受けやすい。おせっかいな面も。不動産探しに適している。	安定
創造性にたけ、自己主張が強く、スポットライトを浴びるのが好き。いつも堂々としているが、傲慢と取られることも。恋愛にも重点を置く傾向がある。	自己表現
実務能力、自己管理能力にたけ、整理整頓が得意。はめをはずせない性格で、内気。知的作業、医療に携わる職業、秘書などに向く。弱いものを助けたいという気持ちが強く何かの世話をするのが好き。	モラル
社交的で協調性がある。仲裁や交渉が得意。自分と向きあうより大勢の人と交流するなかで、自分を見つめる傾向がある。きれいなもの、洗練されたものに囲まれていると落ち着く。	社交的
執着心が強く、洞察力がある。死や再生、また目に見えない世界に惹かれる。無理にまわりとあわせようとするとぎくしゃくする。調査、研究など一人で取り組めるものに向く。	深い 人間関係
常に突き進む力があり、自由を愛する。自分とは違う見方をおもしろがる。外国のことや哲学、法律を学ぶのに向く。理性と本能のせめぎあいに苦しむことも。	広い世界
義務に対する強い責任感があり、スムーズに社会生活を送ることができる。将来の計画を練り、常に努力と野心を持って目標に向かう。古典芸能に興味を持つ傾向がある。	社会的役割
グローバルな視野を持つ。人との関係で境界線を引かないが、近づきすぎるのは好まない。退屈を嫌い、独創性がある。理性的で感情におぼれない。何かを発明したり、パソコンを扱うのに向いている。	グローバル
無意識の世界や現実の向こうに、目を向けていることが多い。社会の枠を超えたところに意識がある。宗教、占い、オカルトなどの世界に興味がある。繊細で感受性が強く受け身。	見えない世界

表4　月の星座の特徴

	月の星座	記号	支配星	陰陽	行動パターン	思考パターン
1	牡羊座	♈	火星	陽性	活動	火
2	牡牛座	♉	金星	陰性	固定	土
3	双子座	♊	水星	陽性	柔軟	風
4	蟹座	♋	月	陰性	活動	水
5	獅子座	♌	太陽	陽性	固定	火
6	乙女座	♍	水星	陰性	柔軟	土
7	天秤座	♎	金星	陽性	活動	風
8	蠍座	♏	冥王星/火星	陰性	固定	水
9	射手座	♐	木星	陽性	柔軟	火
10	山羊座	♑	土星	陰性	活動	土
11	水瓶座	♒	天王星/土星	陽性	固定	風
12	魚座	♓	海王星/木星	陰性	柔軟	水

19番目の月の日

幸せな一生をイメージする日

自分の人生の残り時間を考えてみましょう。

今、30才だとしたら、1日の活動時間8時間として1年365日、80歳まで生きるとしてあと50年。8時間×365日×50年＝14万6000時間。40才なら11万6800時間。この数字を見て、あなたはどう感じますか？　長いですか？　短いですか？

「まだまだたくさん時間はあるわ」と思う人もいるでしょう。でももしかしたら、あなたは明日死んでしまうかもしれません。

神様からいただいた「人生という時間のプレゼント」をあなたはどう使いますか？　どんな生き方をしていきたいですか？

ときには、日々の時間にとらわれない大きな視点で、時間を丸ごととらえてみましょう。心地いい空間で静かに心を落ち着けて、紙とペンを前にして座ります。そして、今の自分は80歳で（90歳でも

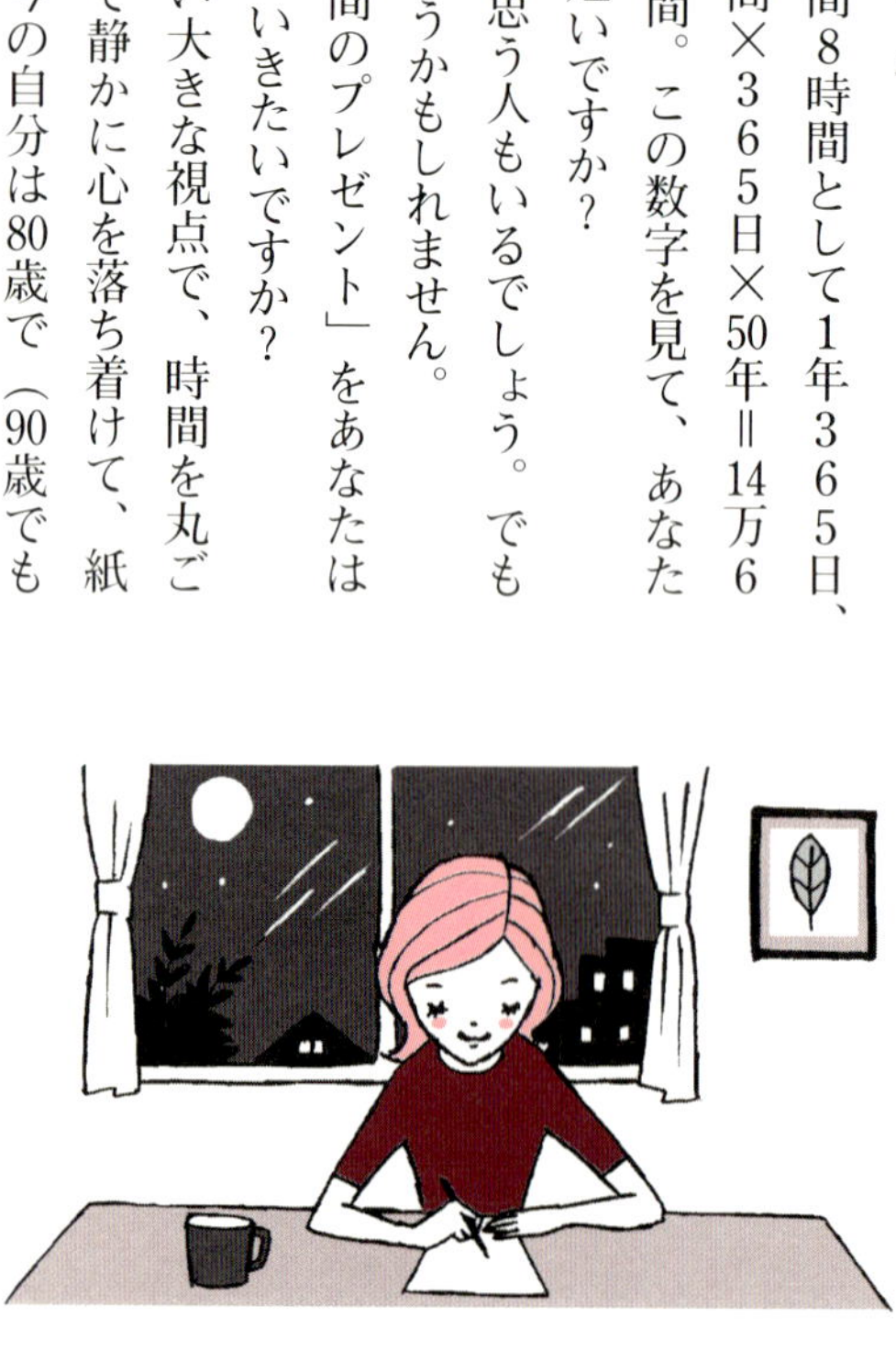

100歳でも構いません）まもなく死を迎える、と想像してみます。あなたはどんな人生を送ってきたでしょうか？　人生を振り返りながら残りゆく人たちに語りかけるように、遺書を書いてみてください。

パートナーとの出会い、子供を授かったときの気持ち、家族との思い出でいちばんうれしかったこと、まわりの人と築いてきた素晴らしい人間関係、孫の顔を初めて見たとき、人生でいちばんうれしかった瞬間、仕事で感じた達成感、世の中に対して自分がしてきたことや感じたことすべてを「思い出して」みるのです。そして、それらを、まだ出会っていない人たちに向かって語りかけるつもりで遺書を書いてみましょう。

「絶対こんなふうになるのは無理だわ」と思うような内容でもいいのです。ドラマの脚本を書くつもりで、できるだけ幸せな人生、自分が理想と思う生き方を描いてください。

やりたいことを成し遂げて子供たちや孫たちに囲まれて幸せな余生を送っている自分、そして人々から尊敬され大切にされ、死を目

この日のクイック・セラピー

紙に書き出す効果

イメージを紙に書き出すことで潜在意識がそのイメージを実現しようとする力がより強く働くといわれています。成功者といわれる人たちの多くは必ず紙に書き出すという作業をしています。いいイメージやアイデアが浮かんだら必ず紙に書き出しましょう。

の前にしてもなお人々のために生きている自分……。

潜在意識は不思議なもので、こうなる、と強く思えばそれが潜在意識の中に刻みこまれて、現実化していきます。なるべく具体的にイメージして紙に書きましょう。あなたは自然にその方向に進んでいきます。

素晴らしい人生を歩むためにとっておきの素敵な遺書を書いてみましょう。

20番目の月の日 心のエネルギーを人のために使う日

死後の世界について、あなたはどんなイメージを持っていますか？

仏教などいくつかの宗教では、肉体を失ったあとの魂の世界は、想念の世界だといわれています。心で描くことがすぐにリアルに現実化する、バーチャル・リアリティの世界だと考えればいいようです。

例えば、瞑想をしている最中は、体は動かないのに、心は過去に未来に、あちこちに飛び回り、とどまることを知りません。また、眠っているときに見る夢は、とりとめもなくシーンが展開していき、ときには現実離れした恐ろしいシーンも出てきます。

肉体を失うということは、瞑想をしているときや夢を見ているときと同じ状態だととらえれば、わかりやすいかもしれません。心が

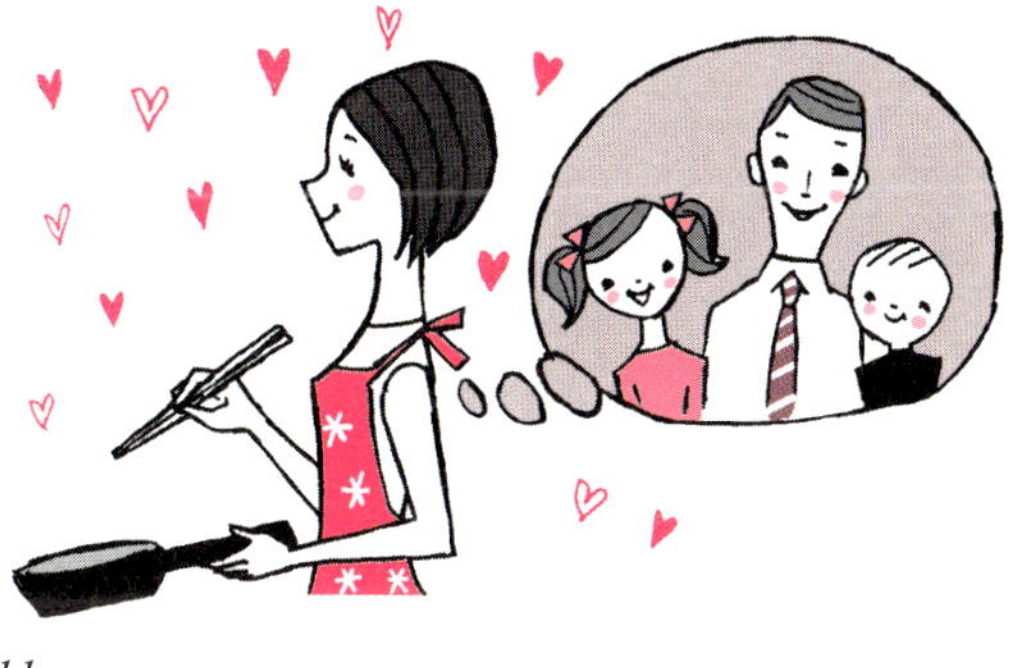

あちこちに飛び回るままに現実もクルクルと変化するということです。いい夢も悪い夢も、すべてリアルな世界になるのが死後の世界といってもいいと思います。

心に浮かぶことが素晴らしいことばかりならいいでしょう。そうではなくて、目をつぶりたくなるような感情が心の中に渦巻いているとしたら、どうでしょうか。そのような感情を抱いたまま死んだら、大変です。

また、スウェーデンボルグという科学者の研究などによると、死後の世界では、生きているときに深い心の接点があった人とのみ、出会うことができるといいます。でも、ほとんどの場合、一人ぼっちになるそうです。夫婦や親子であったとしても心が深い愛でつながっていなければ心の接点がないので、死後の世界ではまず出会えないでしょう。

世界の聖人たちは口を揃えて、言葉や行動を正すだけでなく、心をも正すことが大切だということを私たちに説いています。それは、心で思ったことが現実を引き寄せるという潜在意識の仕組みや、魂

この日のクイック・セラピー

心を磨くために

イライラを抑えてやさしい気持ちになるには、オーラソーマのピンクのポマンダーや、バッチフラワーレメディのインパチェンスがおすすめです。

そして、じっとせずに一カ所だけ場所を決めて、誰かが元気になるイメージを持ちながら掃除してみましょう。心の中のネガティブな感情も、スッキリ、きれいになります。

の世界は心で思ったことがそのまま現実化する世界だということを知ったからでしょう。

　何よりも心を磨き、人格を磨くことが、現実世界においても死後の世界においても幸せになる鍵なのです。生きている間にできるだけ心をきれいにして、たくさんの人と深い愛でつながることです。永遠の命の世界である死後の世界。持っていける唯一の財産は、きれいに磨かれた心だけなのです。

　心や人格を磨くには、「心のエネルギーを誰かのために使う」というのが一つのヒントになります。誰かの幸せを願いながら掃除したり、料理したり……。直接何かをしてあげるよりもはるかに素晴らしい応援になり、自分の心もきれいにお掃除されます。

21番目の月の日

アーユルヴェーダで自分の本質を知る日

月が欠けていく期間は、自分を見つめて、自分について知るのにいい時期です。

インドで4000年の歴史を持つ伝承医学アーユルヴェーダも「自分の質」について知る、とてもいいきっかけになります。

数年前のことです。当時の私は専業主婦をしていました。あるとき、その頃よく利用していた自然食品店の一角で、専門医の先生がアーユルヴェーダ無料体質診断を行っていました。そこで私は診断していただくことにしました。先生は私の左手を取って3本の指で脈診され、開口一番こう言われたのです。

「焦らなくていいですよ。あなたはゆっくりとした時間を過ごすことが大切です。そうでなければ、10年後に腎臓がダメになってしまうかもしれません。小さい頃に腎臓を痛めていませんか?」

●アーユルヴェーダとは

インドやスリランカに、約5000年前から伝わる医学システムの一つ。サンスクリット語のアーユス(「生命」「寿命」)とヴェーダ(「科学」「真理」)があわさった「生命科学」という意味の言葉。生命の質を高め、よりよく生きるためにはどうすればいいかを考え、持って生まれた体質にあわせた治療、食事法、ライフスタイルなどが説かれている。

私は、先生の言葉に驚きました。実は、4歳のときにやかんの熱湯をかぶり、入院中に急性腎炎になったことがあったからです。

「痛めたのはおそらく右の腎臓でしょう。あなたは忙しい日々の暮らしには向いていません。夕方にはゆったりとお茶を飲み、温かいお風呂にゆっくり入って、時間と体を大切に暮らしていかれたらいいですよ」

その言葉を聞いて、私の目には自然に涙があふれてきました。

当時私は弁護士を目指していました。しかし、司法試験への道は険しく、その先のビジョンが描けずただ何も手につかない日々が続いていたのです。私の心の中には、ただ焦りだけがありました。先生の言葉は、そんな私の心にスーッと染みわたっていったのです。

「私自身が本来あるべき生き方をしないと、人生のビジョンが描けないどころか、この命までもが危うくなってしまう。そうだ、もう焦るのはやめよう」

そう思ってから私は、やみくもに焦るのをやめ、弁護士を目指すのもやめました。「何もしない自分」を素直に受け入れられるようになったのです。そして私は、診断してくださった先生の書かれたアーユルヴェーダについての本を読んで、再び深い感動を覚えました。そこに書かれていたのは、「他人をうらやむことはなく、自分のバランスを取り戻せば人は輝き始める」ということ。

では自分のバランスとは？

アーユルヴェーダでは、宇宙も人間も「ヴァータ（空と風）」「ピッタ（火と水の一部）」「カパ（地と水）」という3つの力の組みあわせによって成り立っているとされています。

3つの力は「ドーシャ」と呼ばれます。エネルギーのバランスは人によって異なり、そのバランスによってその人の体質と個性が現れると考えられています。そして、個人の体質に基づいて、それぞれにあった暮らし方や食事、心の持ち方など、生活を整えながら、バランスがとれた健康状態（プラクリティといいます）を目指します。

アーユルヴェーダであなたの体質を知り、バランスを整えれば、あなたがいちばん輝くことのできる場所が見えてきます。リーダーシップをとる人、支える人、癒す人、華やぐ人、創る人、助ける人、闘う人……。それぞれの人が、本来持つ性質や役割は異なるのです。

118ページの図にしたがって、あなたも自分のタイプを調べてみましょう。当てはまる項目が多いものが、今のあなたの状態です。

1つのタイプに当てはまる人もいれば、2つのタイプにほぼ同じくらい当てはまることもあるし、3つのタイプが、ほぼ均等という人もいるはずです。3つのバランスは、季節や年齢、環境や生活習慣など様々な原因で変化するので、その状態があなた本来のバランス（プラクリティ）と一致するとは限りません。下記のクイック・セラピーなどでドーシャのバランスをとり、自然体のあなたがどのタイプかを探っていきましょう。

この日のクイック・セラピー

白湯〈さゆ〉を飲む

乱れたエネルギーのバランスを整えるのに、手軽にできることとして「白湯を飲む」という方法があります。水がカパの質、火がピッタの質、沸騰したときのお湯の動きがヴァータの質なので、白湯はその3つをバランスよく持ち、乱れを整えてくれます。やかんに水を入れ、ふたをしないで10～15分沸騰させ食事とともにとります。ただし1日5杯までにしましょう。

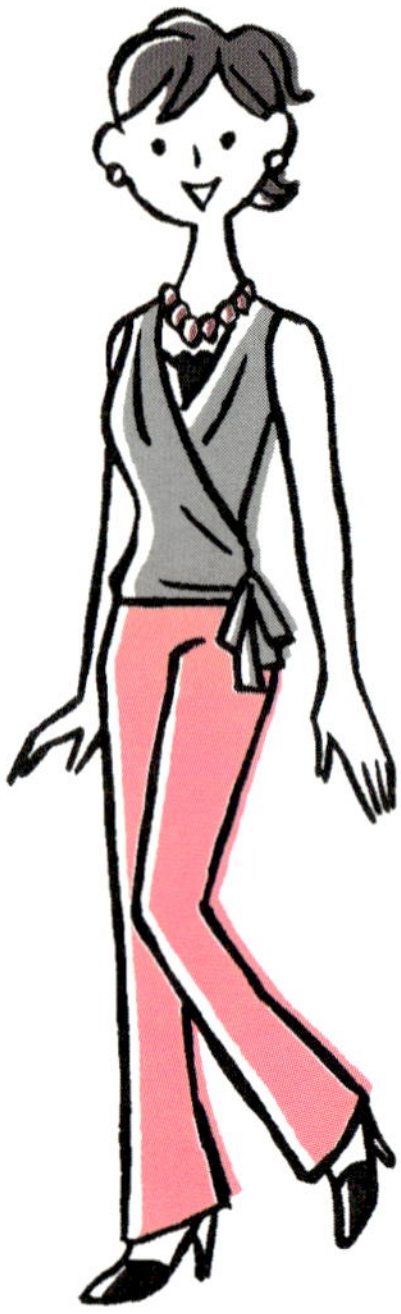

ヴァータ体質

フリーランス、芸術家タイプ

●好奇心旺盛●人なつっこい●快活・機敏●一人で行動するのが好き●スリム●想像力豊か●直感的・感覚的（右脳タイプ）●流行を取り入れたお洒落が好き●肌や髪が乾燥●不眠がち●手足が乾燥し冷える●便秘がち●疲れやすい●あきっぽい●あきらめが早い

ヴァータは風の人。ヨガ的にいうと氣が上がっている、頭の人。行動が早く、想像力豊かでアイディアも豊富。そのときどきの興味に応じ、すぐにセミナーなどに参加するタイプ。バランスを崩すと、気が変わりやすい。

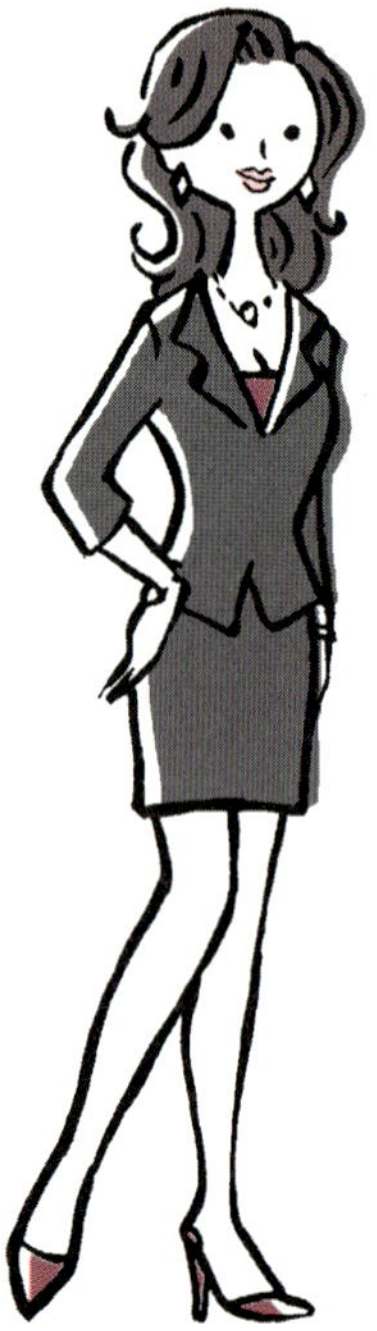

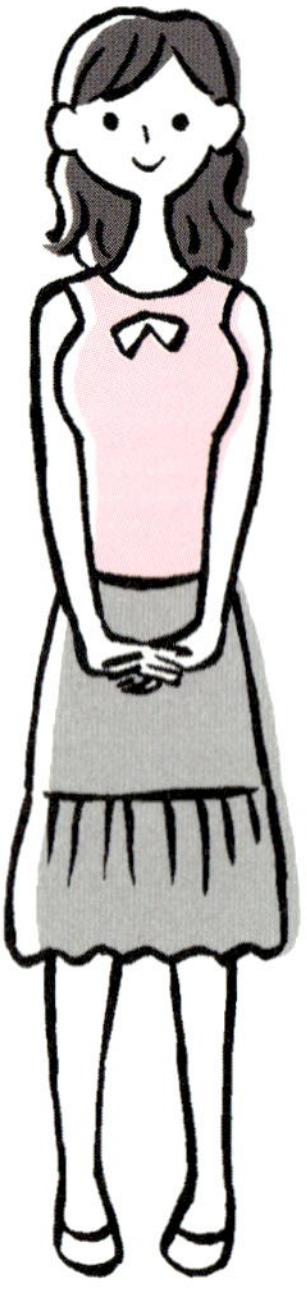

カパ体質

おっとり癒し系タイプ

●色白でしっとり肌●鼻炎・鼻水・鼻づまり●だるい・眠い●むくみやすい●太りやすい●ふっくらしている●温厚でやさしい●やわらかい色の女性的な服が好き●決断に時間がかかる●有言実行●あきらめない●新しいことを取り入れるのが苦手●慎重

カパは肚〈はら〉の人。「肚（腹）が据わっている」などというときの肚。新しいことを取り入れるのが苦手で決断に時間がかかるが、いったん決めたら成し遂げる。セラピストなどに向く。バランスを崩すと頑固になりやすい。

ピッタ体質

キャリアウーマンタイプ

●エネルギッシュ●リーダータイプ●正義感が強い●胸やけしやすい●汗っかき●オイリー肌●小麦色～やや浅黒い肌●メリハリのある体つき●筋肉質●体温が高い●快食・快便●論理的・情熱的（左脳タイプ）●力のある目●はっきりした色あいの服が好き

ピッタは火の人。どちらかといえば戦闘的な性格の持ち主。頼りがいがある。ブランド品や高級品を堂々と着こなす。バランスを崩すと、批判的でけんかっ早くなりやすい。

22番目の日

情報・おつきあい「断食」で自分と向きあう日

人は外の世界のあらゆる情報を五感（視覚・聴覚・触角・味覚・嗅覚）を通して取り入れています。そうして取り入れた情報を、脳が、「好き、嫌い」「いい、悪い」「違和感がある、ない」などと判断しているわけです。それは瞬時に自動的に行われているので、多くの人が、入ってくる情報とそれを判断する自分の感情とを切り離して受け止めることができません。

同じ景色を見ていてもある人の目には荘厳な景色に映り、ある人の目には荒涼とした景色に映ります。

人との関係も同じです。同じ人が、ある人の目にはいい人に映り、ある人の目には嫌な人に映るのです。

自分の感情を交えずに、その人の個性を他の人とは違う「特徴」として客観的にとらえることができれば人間関係が大きく広がります。例えば、常に仕切りたがる上司を、「お節介でうるさいから私は嫌い」と主観的に認識せずに、「リーダーシップがあるということだな」とその人の個性を「特徴」として客観的にとらえるということです。

他人を客観的に理解できるようになるためには、まず自分自身の感情の動きを客観的に観察して、常に平静な心を保てるようにすることが先決です。自分をパソコンに見立てて、自分のＯＳ（オペレーティング・システム）はどのようなシステムなのかを客観的に観察してみましょう。

そこで今日はできるだけ外界の情報を遮断してみます。テレビ、新聞、雑誌、インターネットを避け、人とも会わない一人の時間を作ります。メールもしません。きっと多くの人が最初は手持ち無沙汰で、退屈に感じるのではないでしょうか？　そのとき、自分の感情の動きを観察してみます。何か頭に浮かんだらそれに対して自分がどういう感情を持つか、そしてその感情がどのくらい続くかを注意深く観察してみましょうそして、もしいやな感情が出てきたらあなたはそれをどのようにやり過ごしていますか？　もしかしたら、「何かいやな感情が浮かんだ瞬間にお菓子に手が伸びる」というようなパターンを見つけ出すかもしれません。「不安な気持ちが出てきたら髪を触る」というようなパターンを見つけるかもしれません。

自分の負の感情がどんな行動に姿を変えるのかを把握し、自分の法則に気づけばしめたものです。少しずついやな出来事と感情が切り離され、感情の渦に巻き込まれることがとても少なくなります。

自分の「法則」をできるだけ多く見つけましょう。

この日のクイック・セラピー

ダメな出来事の意味を探る

「ダメな自分」がしてしまった「ダメな出来事」を紙に書きだして、検証してみるのもいいでしょう。まず、いちばん左に「ダメな出来事」を書きます。それによって自分が何を得ようとしているのかをまん中に書きます。そしてそれを得るのに、他の方法も可能かを考え、いちばん右に思いついた他の方法を書きます。今度ダメな自分が出てきたら、いちばん右の方法を試してみましょう。

23番目の月の日

「癒し系グッズ」について考える日

心の持ち方や体のメンテナンスに気をつけていても、どうしても気持ちも体も言うことを聞いてくれないことがあるでしょう。そんなとき、あなたはどうしていますか？

今ではそんなこともなくなりましたが、私は昔は、布団を頭からかぶってカタツムリになってしまうことがよくありました。できれば、そういう時間は短くしたいですよね。心身がどうしようもなくパワーダウンしてしまったときに助けになるのが、「癒し系グッズ」です。最近、心身に様々な効果を期待できるとされている「パワーストーン」をつけている人も多いようです。私は、アロマテラピーの精油も、バッチフラワーレメディのレメディも、オーラソーマのボトルも、役割としては同じものだと思っています。エネルギー状態の高いものであれば何でも、感情を引き上げてくれます。弱っているときにはこれらの助けを借りると気持ちや体が浮上しやすくなります。

しかし、パワーが落ちるところまで落ちてしまうと、これらのものを利用しようとする気力すらなくなってしまいます。そこまで落ち込まないうちに、たくさんのグッズを味方につけておくといいかもしれません。

とはいうものの、このグッズたちには大きな落とし穴があります。グッズを利用するのはいいのですが、思い込みが強すぎると「これがないとダメ」という依存状態になってしまうからです。パワーストーンなどは特に、いつも身につけるものなので、その傾向が強いかもしれません。

最終目標は、グッズの力を借りなくてもエネルギーが高い状態をずっとキープできる心を持つことです。それには、心に体力をつけなくてはなりません。

では、心の体力をつけるにはどうすればよいのでしょう？　答えは、ただ一つ。大いなる存在を意識することです。大いなる存在とは、宇宙の意志、神の意志だともいえます。例えば、磔《はりつけ》になりなが

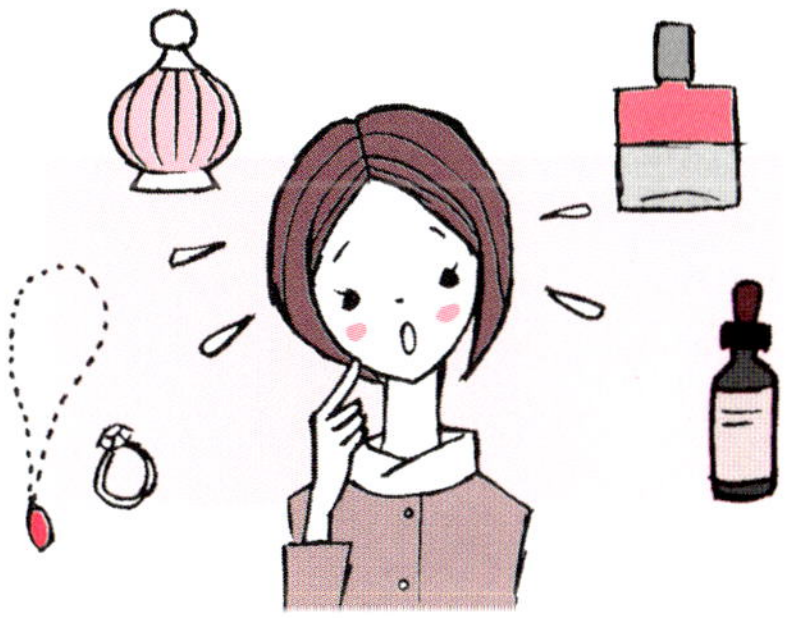

らも、人々の幸せを願い、讃美歌を歌って死んでいったキリスト教の殉教者たち……。彼らは大いなる存在、つまり、神を心から信じていたのだと思います。このような不動の心があれば、この世で起こることに翻弄されることはありません。

常に自分を客観的に見つめる努力をし、自分の心と向きあいます。そして何か起こったとき、こう考えるのです。「こんなとき、神様ならどうされるだろう」と。神様の意志を探究し続けることで、心はどんどん鍛えられていきます。そして本当に心の体力が備わったとき、自分がそこに存在する意味を深く実感することができるのだと思います。

この日のクイック・セラピー

心のこもったものを身につける

片手にものを持ち、もう片方の手で握力を調べてみると、力が入りやすいものとそうでないものがあります。丁寧に作られたものを持っているときは力が入りやすくなります。丁寧に作られたものには温かい想いが刻み込まれていて、人に力を与えます。意識しなくても、感覚器官は感じ取っているのです。少々値が張るとしても、身のまわりを丁寧に作られたもので満たすと自然と心も体もいい状態に導かれます。

24番目の月の日

お部屋も人間関係もいらないものを一掃する日

あなたが1日のうち3分の1以上は過ごす自分の部屋。改めて見回してみてください。どんな感じですか？

スッキリと片付いていたり、好きなものに囲まれていたら、その部屋にいるだけであなたは心地よく元気になれるはずです。何となく雑然として、捨てようと思いながら捨てられないもので部屋が埋め尽くされているとしたら、その部屋はあなたのエネルギーを無意識に奪っていることになります。

風水では、間取りや部屋の状態から、氣の滞りやすい場所を探り、それを解決することでその家の問題を解決しようとします。しかし、なかなか間取りまでは変えられません。スッキリと片付けて必要なもののみで満たすだけでも部屋から受ける無意識の不快感は防げます。ですから、部屋を「迷い」のない状態にすること。それを目標にしてください。

人生で「迷う」という状態がいちばんよくありません。迷っていると、前へ進むことができないからです。迷っているということは、すなわち決断力を失っているということ。どんな小さなことも自分で決断する習慣がなければ、一生迷い続けて終わってしまいます。

意外に思われるかもしれませんが、部屋を片付けることは、決断する練習になります。なぜなら、片付けている最中は、捨てるか残すか、部屋のどこに置くかなど、細かいことをいちいち決断しなければならないからです。そして決断するためには、ある一定の方針が必要です。例えば「1年間一度も使わなかったものは捨てる」「洋服はクロゼットに入る分量だけにする」など、自分でルールを決め、余計な感情を捨てて、ただ機械的に処分していくのです。

「ルールを決めたら情に流されず、とにかくルール通りに実行する」ということがポイントです。この思考パターンと行動が、実は、人間関係を実のあるものにしていくのにとても役立つのです。「本当はこうするのがベストだと思う」という意志が自分の中にあっても、それを口にしたら相手がいやな気になるかもしれないからやめておいた、という経験は、誰にでもあるはずです。時間にいつも遅れる友達に「ちゃんと約束した時間通りに来てほしい」。道ならぬ恋に悩む友人に「その恋はいけない。別れたほうがいいよ」。こんなふうにはっきり言えたら、何かが変わるかもしれないのに……。

もちろん、何でもズケズケと言う、という意味ではありません。例えば、「私は、○○ちゃんと会うのが楽しみだから、お互い時間を守りたいの」とか、「○○ちゃんにはもっと素敵な人がいると思う」というように、愛を持って相手のためを思いながら伝えれば、聞く耳を持ってくれるはずです。

もちろん、相手があなたが言ったことを素直に受け止めてくれないということもあるでしょう。しかし、「ルールを決めて実行する」という力があなたに備わっていれば、まわりの人のマイナスの感情を引き受けながらも、前に進んでいけます。このルールを着実に実行し続ければ、やがてあなたの凛とした強さに、たくさんの人たちが魅力を感じるようになるでしょう。

この日のクイック・セラピー

決断する

優柔不断で何かを決められないときは、バッチフラワーレメディのスクレランサスを使ってみましょう。お店の注文もスパッと決めて迷わない練習をします。

また、緑は「決断」というキーワードを持っている色なので緑を部屋やファッションに取り入れてみるのもいいでしょう。

25番目の月の日

ダメな自分でも愛してあげる日

この日は、「ダメな自分でも愛してあげる日」にしましょう。

新月から今まで、新しい自分に生まれ変わろうと努力してきたあなた。もし息切れしかけていたらこの日は我慢していたことを少し解禁してみます。ダイエットをしていたなら、自分の好きなものを食べてみるもよし、早起きを続けていたなら、この日ばかりは朝寝を決め込んでダラダラするもよし……。

もちろん、いい習慣を続けることが心地いいなら、この日のテーマは無視してください。でも苦しくて、逃げ出したくなりそうなら、少しゆるめてみましょう。そして、少し後戻りしたかのように見える自分をOKとします。決して自分のことを責めないことがポイントです。

ネガティブな自分を押し込めてポジティブになろうとすると、必

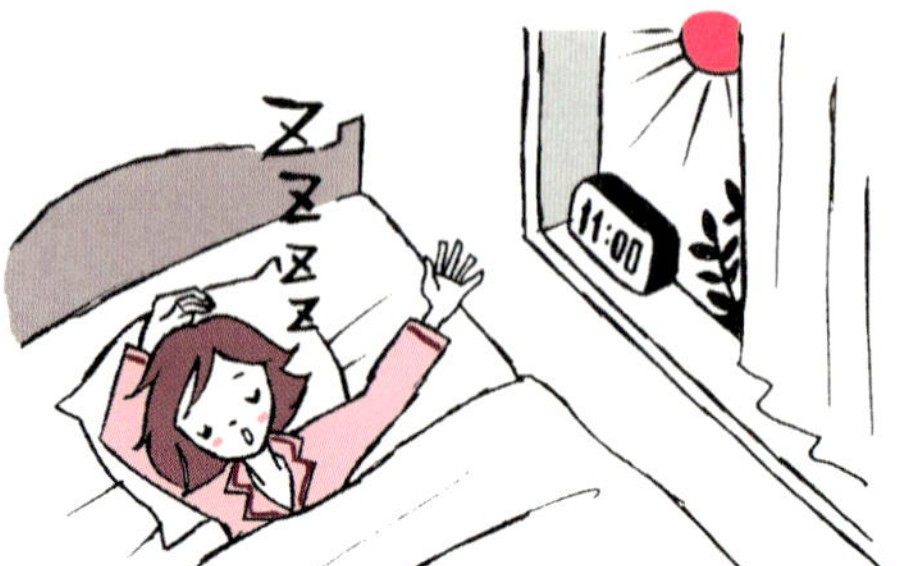

ず反動が来て、これまでの努力が水の泡となり、最初に逆戻り、ということになりかねません。逆戻りどころか、マイナス地点にまで後退してしまうことだってあります。ダイエットもいきすぎれば「リバウンド」を起こします。それと同じことです。ですから、今日は、久しぶりにダメな自分を登場させましょう。母親になったつもりで、ダメな自分を受け止めてください。きっと「まあ、明日からまたがんばってみようかな」という気持ちになれるはずです。そうして、少しずつダメな自分を教育していきましょう。

ちなみに「ダメな自分」を責めすぎると、心の病気になってしまう場合があります。私は、20代から30代にかけて「ダメな自分」を責め続けた結果、うつに悩まされました。テーマと矛盾するようですが、それが決して悪い経験ではなかったと今は確信しています。

うつになることをはじめ、人生に行き詰まることは確かに苦しいことです。しかしながら、心の世界を深めるうえでは、苦しむことは不可欠の経験だと知ったからです。そして行き詰まった状態からはい上がろうとするときは、入ってくる情報や人からのサポートに、不思議な縁を感じます。そこに、神様の大いなる力が働いているのを感じざるを得ません。大いなる力の存在を感じる機会になるという意味でも、苦しむことは決して悪いことではないと思いませんか？

でも、ずっと苦しいと人間は生きていけません。そのためにときどき「ダメな自分」を愛してあげるのです。ここで注意したいのは、ダメな部分をそのままにしておいていいということではないということ。人生を成功させるには、ダメな部分はやはり自分で再教育して、小さくしていくしかないのです。

「受け入れる」……このことを、多くの人がすべての要素を肯定するということだととらえているのではないかと思います。しかし、人間には必ず善と悪の要素があり、それをしっかり見極めなければなりません。よくないことはよくないと否定しつつ、その人の存在を受け止めるのです。それは「罪を憎んで人を憎まず」ということと通じるのかもしれません。

この日のクイック・セラピー

不安や自責の念を感じたら

人と比べて劣等感を感じていたり、どうせ失敗するのではと理由もなく不安を感じているときは、バッチフラワーレメディのラーチがおすすめです。また、他人の失敗まで自分に責任があるのではと自分を責めてしまうときは、同じくバッチフラワーレメディのパインがおすすめです。

26番目の月の日

今日から白砂糖をやめる
～甘いもの一斉検挙の日～

体がだるくて重い、目の下のクマが取れない、冷え性がひどい、感情のアップダウンが激しい、イライラしやすい……。これらの症状の原因は、意外とあなたの何気ない間食にあるのかもしれません。おやつにつまむクッキーやケーキ、家で作る甘い煮物、喉が渇いて買った缶ジュース。果たして1日にどれくらいの白砂糖を、あなたは口にしていることでしょう。

実は白砂糖の怖さは意外と知られていません。砂糖をとると血液が酸性化します。角砂糖1個は6～7gですが、これが体に入ると、酸性化した血液を中和しようと血液や骨からカルシウムがなんと牛乳1.5ℓ分も溶け出すといわれているのです。砂糖をたくさんとりすぎると、血液を中和するためにカルシウムが動員され、血液に溶け出したカルシウムによって血管がコンクリート化してしまいます。

これが、動脈硬化の原因の一つです。一般的な缶ジュースには、角砂糖4～7個前後の砂糖が含まれていますから1本飲むと1・5ℓパックの牛乳6～10本分以上のカルシウムが失われることになります。

また、糖をとりすぎる生活が長く続くと感情の起伏が激しくなります。血糖値を調整するインシュリンが過度に分泌され、低血糖状態を作り出しイライラしやすくなるからです。そしてイライラを抑えるために、また甘いものがほしくなり、食べるとホッとしますが、体はバランスをとるために血糖値を下げるので、低血糖状態になりまたイライラ……。こんな悪循環に陥ります。最終的には、常に甘いものを食べていないと落ち着かなくなってしまうのです。アメリカには、こうした症状を表す「シュガー・ブルース（砂糖中毒）」という言葉があるほどです。

今すぐ間食がやめられなくても、コーヒーや紅茶に砂糖を入れている人はできるだけストレートで飲むように心掛けてください。また、料理に使う甘味料は白砂糖からメープルシロップ、できれば麦芽飴や米飴、玄米水飴に変えるほうがベターです。これらの甘味料のほうが、白砂糖と比べて血糖値の上昇がゆるやかだからです。

甘味料が足りなくて最初はつらいかもしれません。でも、慣れてくると、甘いものがあまりほしくなくなってくるものです。そうなればしめたものです。

「白砂糖は百害あって一利なし」と言っても過言ではありません。白砂糖を意識して排除しただけで、冷え性やイライラ、目の下のクマとサヨナラできればうれしいですよね。

この日のクイック・セラピー

間食を減らすには

間食をやめるには、3食をきちんととることに限ります。私も規則的に3食にしてからは、太りにくくなり、間食が減りました。炭水化物を食事で適度にとることが甘いものを減らすためには大切だと思います。

食欲を抑えるにはグレープフルーツの精油を使ってみましょう。

依存状態から脱却するには、オーラソーマのオレンジのポマンダーやオレンジの精油がおすすめです。

27番目の月の日

色のエネルギーを取り入れる日

色、色、色……。見回せば、この世は色で満ちあふれていることに改めて気づきます。

色が私たちの心や体に影響を及ぼすということは、今では少しずつ知られてきています。

生活の中で色を少し意識してみるだけで、心がいきいきと活性化するのを感じる人も多いのではないでしょうか?

かの有名なイギリスの物理学者ニュートンは「色彩は光そのものである」と言いました。まさに色は光そのものです。屈折率によって光が7つに分散し、虹色の7色が生まれるのはご存知の人も多いかと思います。

そして、それぞれの色は固有の振動数を持っています。

そして、生命体もすべて振動で成り立っています。色が私たちに影響を与えるのは、色の振動が生命体の振動に影響を与えるからです。それによって体調や感情が変化します。

また、色は体調や感情を表します。自分の振動数がある色と同調しているとき、人は無意識にその色を選び取ります。色から自分の心の状態を読み取ることができるのは、色と心の振動数が「同調」しているからだといえるでしょう。

また色の持つ振動数は、体の各部所とも呼応しています。ヨガでは「チャクラ」という概念があります。背骨にそって存在するといわれる7カ所のエネルギーセンターをいいます。このチャクラも虹の7色と対応しています。骨盤底は赤、下腹部がオレンジ、胃のあたりが黄色、胸が緑、喉が青、頭が藍色、頭頂部が紫（赤紫）というように。下から順に、振動数が低い色から高い色が呼応します。

このように、色が心と体の状態を表し、また心と体に影響を与えることを考えると、色の活用方法は大きく分けて3通り考えられます。

①自分の無意識の状態を探る。
②ある一定の心の状態を作り出す。
例えば、感情を静めたいときは青、不安を解消したいときは黄色を意識して使います。
③体の調子を整える。
調子の悪いところに対応する色の布を当てたり、手を当ててその色が吸収される様子をイメージします。

まずは手始めに、机の上に色紙や色鉛筆を並べてみましょう。いちばん最初、どの色に目が行きましたか？　また、何回も目が行く色はどの色でしょうか？

無意識に目が行く色、無意識に選ぶ色に、あなたの今のテーマが隠されています。

この日のクイック・セラピー

色で食事のバランスをとる

難しい栄養の知識がなくとも、色で食事のバランスをとることができます。赤（ニンジン、トマト、イチゴ、クコの実、肉など）、白（ごはん、パン、豆腐など）、黄、青（野菜）、黒（ゴマ、黒豆、乾燥果物など）のように食品の色に着目して、毎食、各色の食品をまんべんなくとるようにしてみてください。見た目が美しくなるだけでなく、色の振動を体内にバランスよく取り込むことができ、栄養バランスも整います。

column

「色に込められたメッセージ」

赤：何かを創造したり、改革したりするエネルギーを感じさせる色です。このところ、赤に目が行くことが多いという人は、自分が置かれている環境に理不尽さを感じ、正義感や怒りを感じているのかもしれません。肉体的に疲れて体力がなくなっているときに身に着けるといい色です。

オレンジ：陽気さ、人なつっこさ、独立心旺盛を表す色です。裏を返せば、不安を感じたり優柔不断になりがちだったり、何かに依存している状態にあるのかもしれません。オレンジは、腸が弱っているときに用いるといい色といわれています。腸が活性化されると、自分に必要なことと必要でないことがはっきりと判断できるようになります。

黄色：黄色は明晰さ、知識欲、冒険好きを表す色です。何かを怖がっているか受け入れるのを拒んでいる状態を表す色でもあります。黄色は消化機能を活性化する色でもあり、黄色を身近に置くと、精神的にも様々なことを消化できる状態になります。

緑：安らぎ、調和、決断、始まり、道徳心を表す色です。自殺の名所だった橋を黒から緑に塗り替えただけで自殺者が激減したという話もあります。資金調達力を象徴するため経済的に成功している人は緑の財布を使っている人が多いという説もあります。

青：沈静、落ち着き、深い癒し、権威、男性性を表す色です。眠れないときは寝室に青を使います。身体的には血圧を下げたり、炎症を抑える効果があります。寒色系のインテリアだと、暖色系のインテリアよりも時間が早く流れるように感じられます。喉を痛めているときや、スムーズに言いたいことを表現できないときに、喉元に青を使ってみるのもいいでしょう。

紫：高い精神性、神秘性、直感、高貴さ、思慮深さを表す色です。見えない世界について意識を向けやすい状態、あるいは精神的癒しが必要な状態です。頭が痛いときは、病鉢巻〈やまいはちまき〉のように紫の布で頭を縛ってみるといいそうです。

赤紫：細やかな感性、美意識、大いなる存在との一体感、奉仕の精神などを表す色です。もっとも振動数の低い赤ともっとも振動数の高い紫を両方あわせもつ色です。赤が象徴する肉体が、紫が象徴する高次の精神性を体現できている状態といわれています。あるいは、細かいところに目が行きすぎていたり、自分が犠牲になっているように感じている状態かもしれません。

ピンク：この色をよく身につける人は、愛情細やかで上品な、女性性にあふれている人です。人に対して愛情あふれる接し方をする反面、デリケートで傷つきやすい面もあります。ハートや子宮を象徴する色でもあるので、愛情や子宮のトラブルがある場合に用いると効果的といわれ、女性性が花開きやすくなる色です。

白：白に目が行くときは、純粋、無邪気、潔癖、無垢な状態かもしれません。白は光を透過させ、光の持つ様々な色の振動の力で、体を活性化するといわれています。健康になりたいときは服や下着、寝具に白を使うといいでしょう。また、潔癖になりすぎ他を認めない状態ともいえるので、無意識に白を多用する場合は、心や体に痛みを抱えている可能性があります。

黒：荘厳さ、権威、威厳を表す半面、没個性、他人と関わりあいたくないという要素も表す色です。黒は光を吸収するため、黒の布で包んだトマトは熟さず、緑のまましぼんでしまうというデータがあるそうです。紫外線防止にすぐれている反面、多用したり常用したりするとしわが増え、老化を促進してしまうともいわれています。

28番目の月の日

決意の日
～新しい習慣を見つける日～

この日まで、新しい考え方や習慣についていろいろお伝えしてきました。

結局、自分を変えるためにはどうすればいいのでしょうか？　一言でいえば、「習慣を変えること」です。これ以外にありません。

人生の成功の鍵は、「いい習慣を作り、自らその奴隷になること」だといわれています。新しい習慣を根づかせるのは、思いのほか難しいことです。大切なのは、決して焦らないことです。そのためにも、ぜひこの本を傍らに置き、毎日１つずつでも実行することをおすすめします。１カ月に１つ、新しい習慣が身についたとして１年で何と12個も身につけることができるのです。

この宇宙には必ず法則が存在し、法則を成り立たせる数字にはそれぞれ意味があるとする、数秘学という考え方があります。それによると3は過去、現在、未来という時間を象徴する数で、4は東西南北、つまり空間を象徴する数です。そして7はこの、3と4を足しあわせた数であり、1つのものが完成された状態や、1つの周期を表します。7という数字は1週間の単位でもあり、旧約聖書には「神は7日間で天地を創造された」と記されています。黙示録でも「7つの鉢」「7つのラッパ」などの記述があり、7がキーワードとして登場します。ちなみに虹は7色、チャクラも7つです。

だからでしょうか、物事は、7というサイクルで変化していくといわれています。女性の生理周期28日も7の倍数です。また呼吸の数、心拍数なども7の倍数となる場合が多いという研究データもあります。

また占星学では、変化の周期が7と関係があるのは、天王星の及ぼす影響によるものと考えられています。「変化」「改革」を司るとされる天王星が1つの星座を通過するのがちょうど7年というのがその理由のようです。また、特別な使命を持つ子供は、7番目に生まれることが多いともいわれています。ちなみに、オーラソーマを考案したヴィッキー・ウォールは、第七子として生まれたそうです。

そして7を3倍した数字が21。昆虫が「幼虫・さなぎ・成虫」という形で完成していくように、物事は3段階で完成するといわれています。また3は、キリスト教の教理「三位一体」という言葉にあるように霊的な世界の完全性を象徴します。ですから、一区切りの時間的単位や変化を象徴する7を3回繰り返せば、物事は完成し、精神的な変化を起こすというわけです。ですから、1つのことが21日間続けば、習慣として定着し、深い部分で変化が起こります。

この本の中で心に残ったこと、たった1つで結構です。まずは、21日間続けてみてください。

今日から1つ始めれば、次の月のサイクルが終わる頃には今とは確実に違う、新しいあなたが誕生しているはずです。そして、また次のサイクルでこの本で提案していることを1つずつ身につけて習慣にしていきましょう。続けることで、毎月毎月、私たちは生まれ変われるのです。

この日のクイック・セラピー

心で言葉を「回す」

身につけたい習慣、あるいは身につけたい要素が決まったら、短い言葉にしてそれを1日に何度も心の中でつぶやくようにします。自信をつけたければ「自信」、誰かを許したければ「許す」、素直になりたければ「素直」、あこがれる人のようになりたければ「○○さん」など、何度も何度も心の中で言葉を「回す」のです。そのうちに言葉がなくても体がその状態をキープできるようになります。

第3章
生理のリズムとともに快適な日々を

生理前から生理初日までの過ごし方

氣の巡りをよくする・体を温める

生理前に、心身の調子を崩しやすい場合は、漢方でいう氣の乱れが原因であると考えられます。

中国の伝統医学である漢方の世界では、「氣《き》」「血《けつ》」「水《すい》」の三要素で人体が構成されていると考えられています。「血」はいわゆる血液のことですが、体内に栄養分を行きわたらせたり、各器官を活性化させたりと血液の循環作用のことも意味しています。

「水」は血液以外の体液すべての総称です。体中に栄養と潤いを与えるものです。

この三要素の中で、氣だけは目には見えないものですが、漢方の世界では、血液や臓器の働きを促し、コントロールするなど人が生きていくうえで欠かせないものとされています。ですから、氣が乱れることによって様々な体の不調が引き起こされるといわれています。ヨガの世界では「氣とは生命を支えているエネルギー」と表現します。元気がない、元気がある、というときの元気の「氣」のことなのです。

また、女性ホルモンの働きを整えることを目的としたアロマテラピーを提唱されている宮川明子先生によれば、この時期、卵胞ホルモン（エストロゲン）と黄体ホルモン（プロゲステロン）のバランスが悪くなることによって、心身のバランスも崩れるそうです。

いずれにしても、生理前から生理中は、心身のバランスが崩れやすい時期です。生理前から生理初日にかけては、できるだけゆったり過ごしましょう。生理のリズムが整ってくると、欠けていく月がちょうど生理前から生理初日に当たる場合が多くなるようです。月のリズムと同様、ゆったりリラックスして自分と向きあう時間を多く持つようにしましょう。

生理痛がひどい人は、生理が始まる数日前は特に意識して「三陰交《さんいんこう》」のツボを刺激します。

そして気力を増す「湧泉《ゆうせん》」のツボと「百会《ひゃくえ》」のツボを刺激するウサギのポーズ」で、全身の氣の巡りをよくします。「足三里《あしさんり》」のツボを刺激するのも、消化力を高め、気力を回復するのに効果的です。

また、アロマテラピーでケアしたい人は、この時期に月見草オイル30 mlにクラリセージ、ゼラニウム、マジョラムなどの精油（合計6滴以下）をブレンドしたもので下腹部、仙骨《せんこつ》まわりをマッサージするのもおすすめです。背中側のウエストの下からおしりの割れ目の少し上あたりまでが仙骨のある部分です。指を当てるとグリッとした骨の感触がある部分です。仙骨は三角形を逆さにしたような形をしている骨で、心身をリラックスさせる自律

三陰交

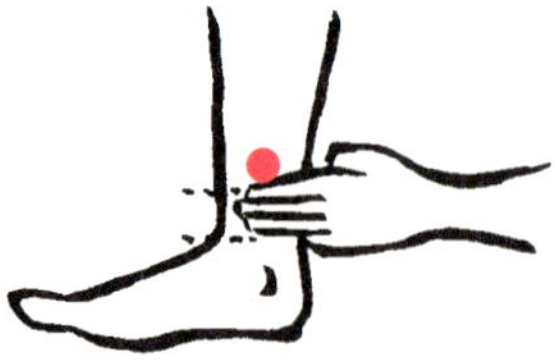

内くるぶしの上から指 3 本分上。

関元

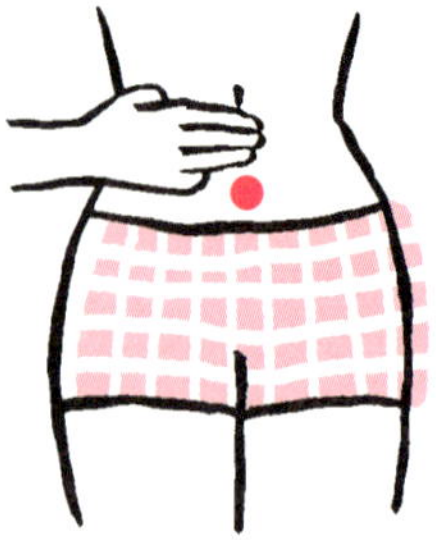

おへその下から指 3 〜 4 本分下あたり。

湧泉

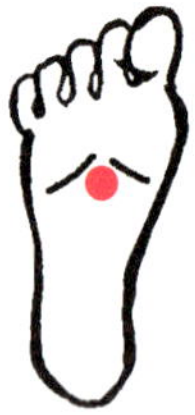

足底の中心より、やや前。指を曲げてくぼむ部分。

足三里

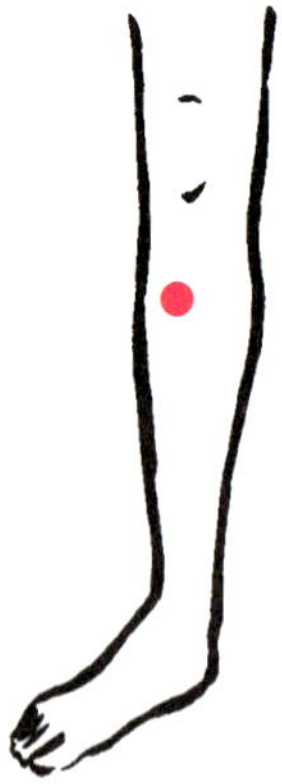

ひざのお皿の下にある外側のくぼみから指 3 本分下。

ツボを押すときは

- ツボを押すときは、自然な呼吸を続けること。呼吸を止めてはダメ。
- 「痛いけど気持ちいい」くらいの力で。

百会のツボを刺激するウサギのポーズ

手でツボを押すよりも、このポーズで刺激するほうが体重で圧がかかり、効果的。

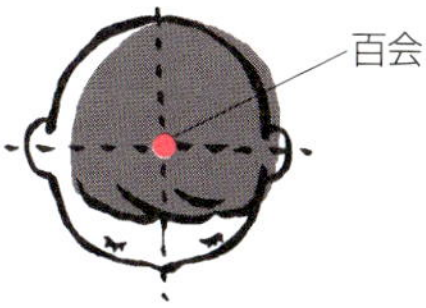

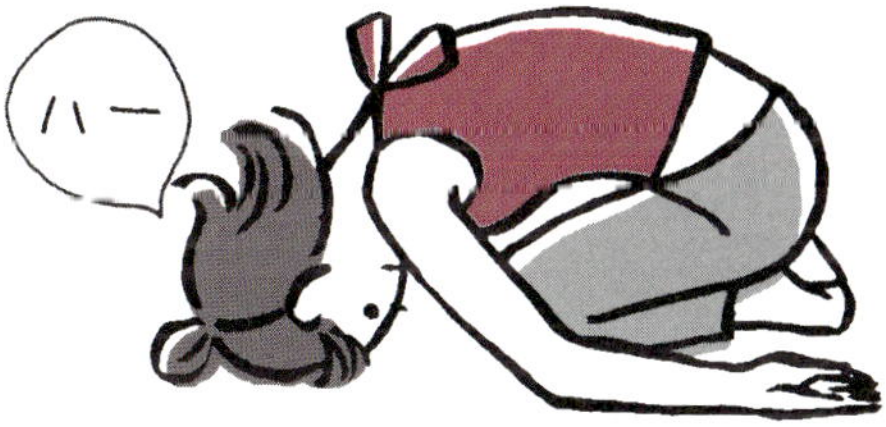

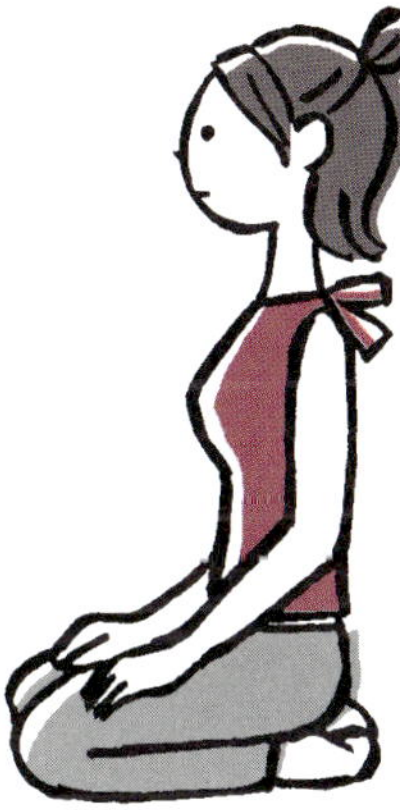

2 息を吐きながら、できるだけおでこをひざの近くに寄せて、頭頂部（百会のツボ）を床につける。手はだらんとしていてOK。

1 正面を向いて正座。

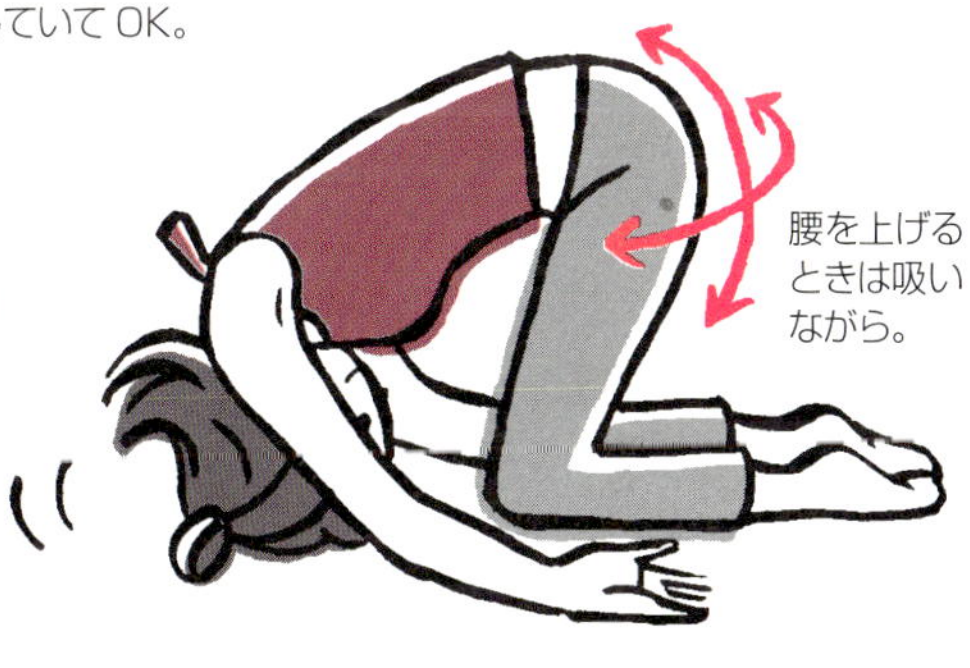

3 息を吸いながら、腰を持ち上げたらあとは自然に呼吸。そして、前後左右に体を揺らして百会のツボや頭頂部全体をグリグリと刺激。頭を軸にしておしりを前後左右に動かす感じで。

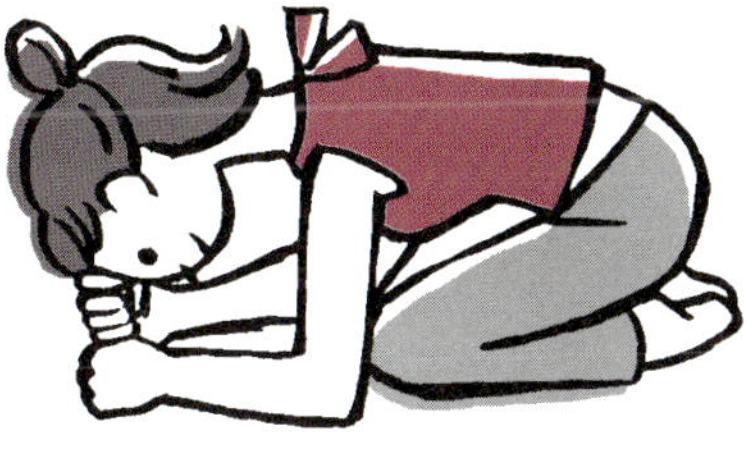

4 息を吐きながら、おしりをかかとの上に下ろし、起き上がる前にげんこつを2つ重ねてその上におでこを置き、いったん休んで血の流れをもとに戻す。

※自分がやりたいときに、好きなだけやればいい。

仙骨マッサージ

手でおしり全体を包み、手のひらの体温でおしりを温める感じでマッサージ。やさしくほぐすように動かすのがコツ。コリがとれ、温かくなったと感じたらOK。仙骨まわりをほぐすと、リラックス効果がある。

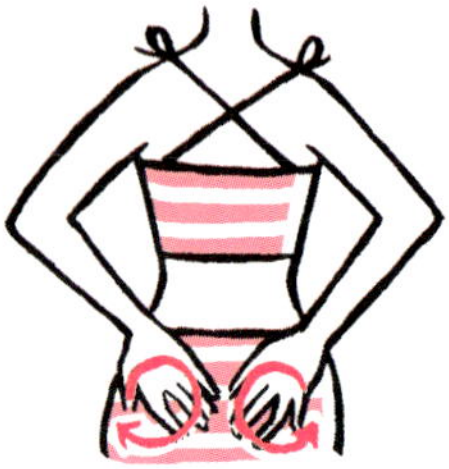

グッとおしりをわしづかみにしたら、回してマッサージ。

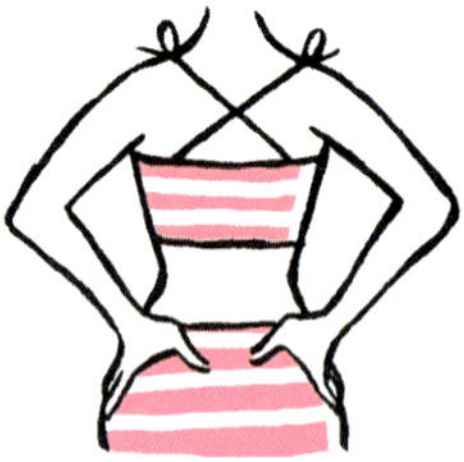

このように親指で押して、「グリグリ」と感じるところが仙骨。

後頭部を蒸しタオルで温める

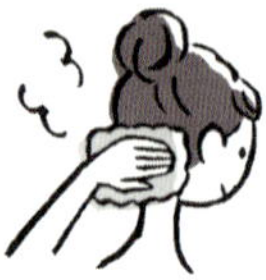

生理中は、血流が悪くならないよう、頭を冷やさない。

ヨガのわき伸ばしのポーズ

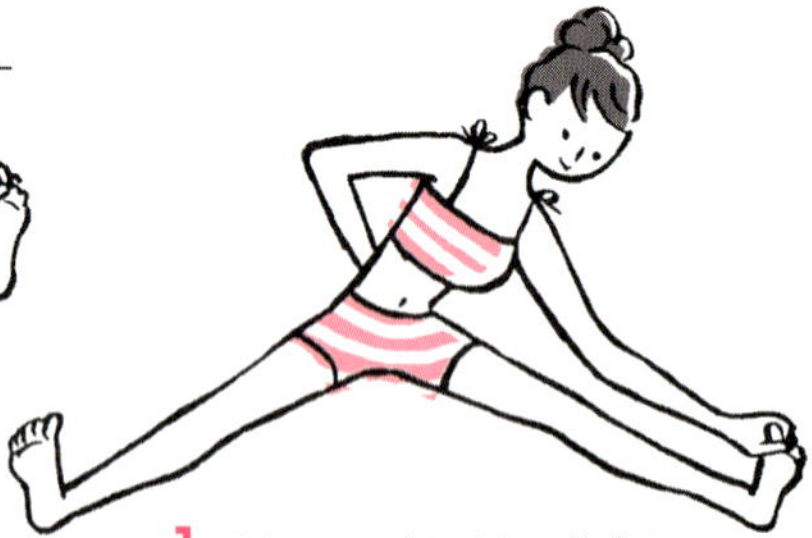

1 足を開いて床に座り、片方の手を腰に当て、もう片方の手で足の親指をつかむ。

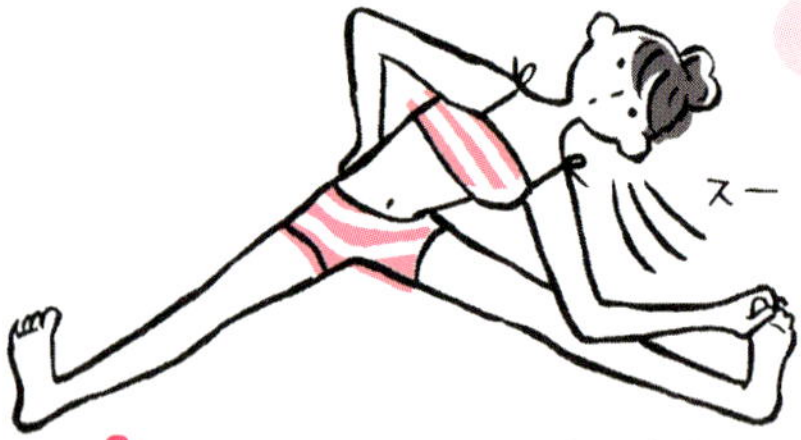

2 息を吸いながら、腰を前に押し出す。

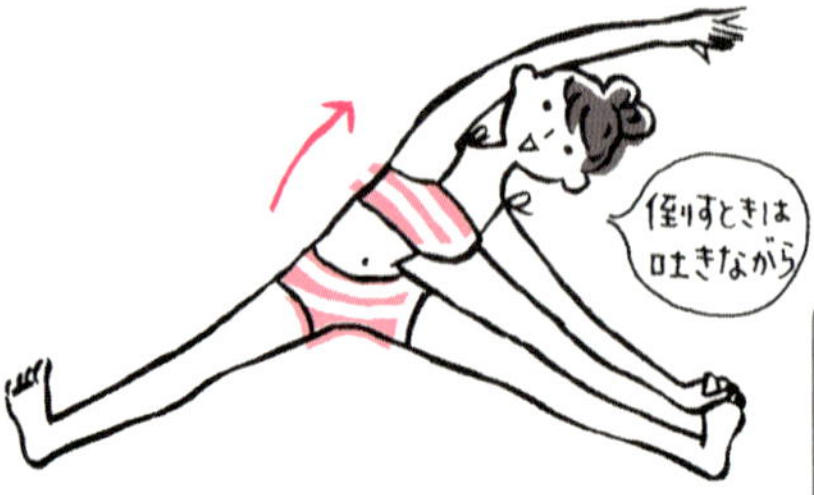

3 息を吐きながら手を伸ばし、できるだけ真横に体を倒す。倒しきったら自然に呼吸し、少しの間そのままに。

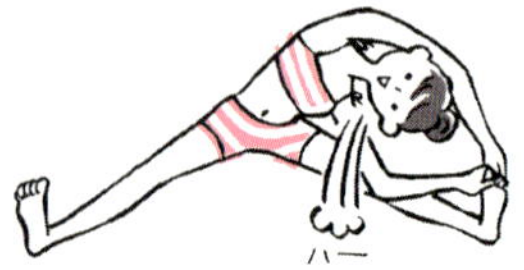

できる人はここまでやってみよう！

ヨガのガス抜きのポーズ

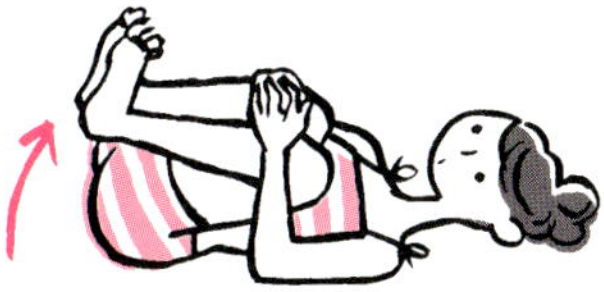

両手でひざを抱え、息を吐きながら胸に引き寄せる。内臓をマッサージするように腹式呼吸。お腹をふくらませるように息を吸い、お腹をへこませながら、おしりの穴を締めて息を吐く。

※自分で満足するまで好きなだけ。

内腿マッサージ

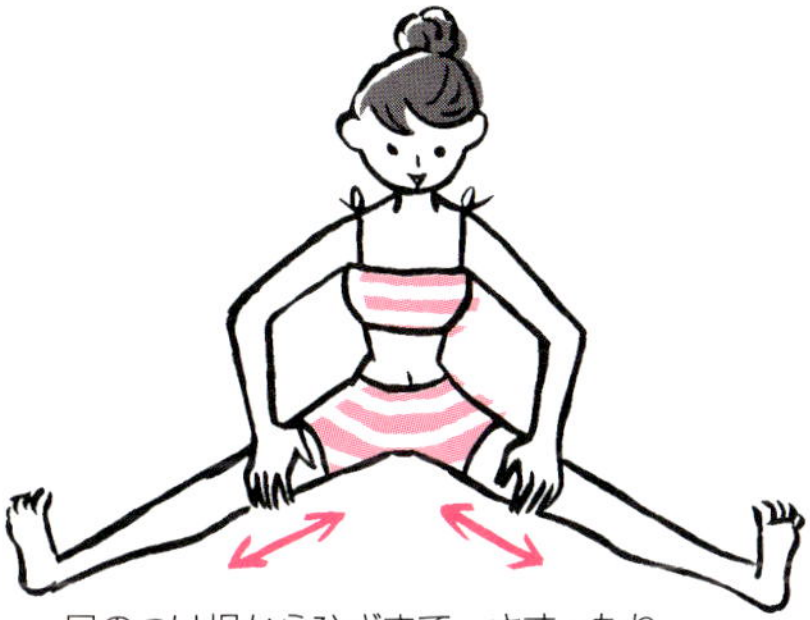

足のつけ根からひざまで、さすったり、少しずつ手を移動させながら、つかんで、離すを繰り返してマッサージ。自然に呼吸し、とにかく息は止めない。回数は好きなだけでOK。

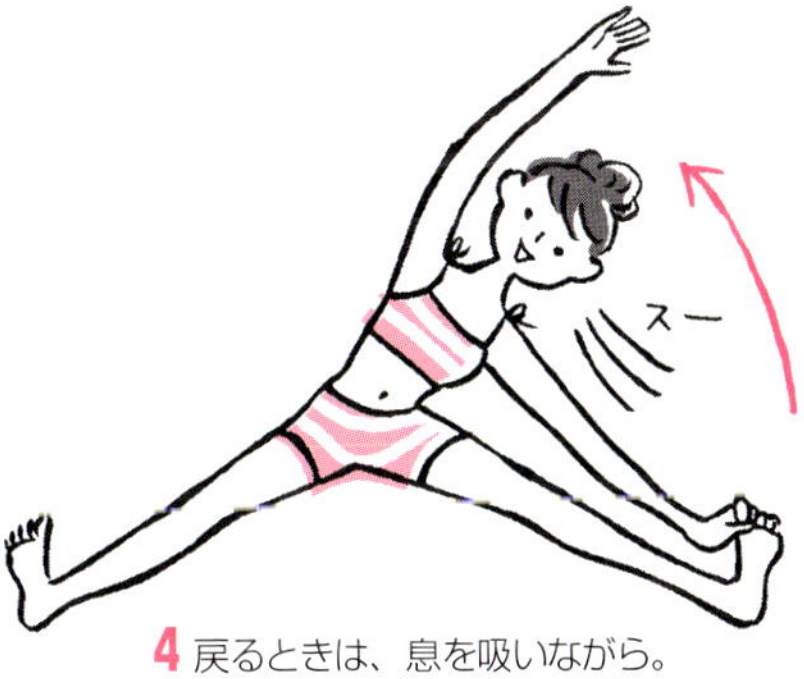

4 戻るときは、息を吸いながら。

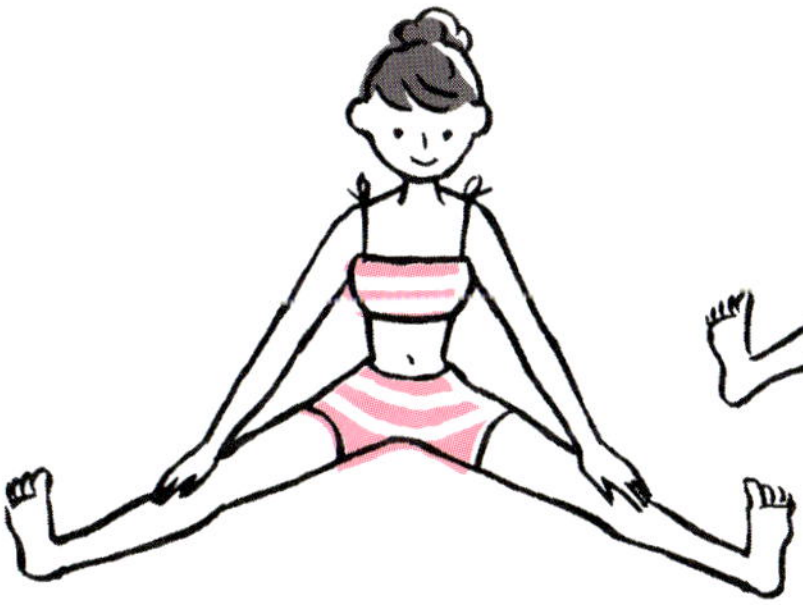

5 この姿勢に戻ったら、自然に呼吸をしながら少し休んで。落ち着いたら同じ要領で反対側を。

※自分の気が済むまで何回でもやってよい。「やりたい」と思うということは体が要求している証拠。左右で、やりにくいと感じる方を多めに。そうすると、体のバランスが整う。

神経である副交感神経が密集している部分です。手のひらの体温で体が温まるまでマッサージしてください。

生理中の過ごし方

骨盤を開く・ゆるめる・出す

生理中は骨盤を開き体をゆるめることがいちばん大切です。「内腿マッサージ」「わき伸ばしのポーズ」「ガス抜きのポーズ」などでリラックスします。

生理中のトラブルの一つに、むくみがあります。これは、黄体ホルモンに水分をためこむ性質があるためです。

私の経験でも、生理中は排泄が悪く体に水分が滞りやすくなります。しかも、体のむくみが強い時ほど、生理痛もひどい気がします。内腿マッサージの目的は水分の排泄を促すことです。内腿をマッサージすることによってリンパの流れや血流がよくなります。リンパの流れや血流がよくなると老廃物をスムーズに運んでくれるので、排泄が促され、痛みも軽減します。

「わき伸ばしのポーズ」は腰まわりの血流が一気によくなるのでおすすめです。私は、生理中このポーズをし終えるといつもとても眠くなります。ですから、痛みがひどくて眠れない、という人には特におすすめです。生理中は、目や頭を休めてぼーっとしているのがいいといわれています。これは目や頭を使うと心身に刺激や興奮を与え、活動を司る自律神経である交感神経が優位になってしまって、排泄を抑制するため、痛みが強くなるからです。何も考えずぼーっとしたり、ひたすら眠ってリラックスを司る副交感神経を優位にさせて過ごすのが生理痛のいちばんの薬です。

「ガス抜きのポーズ」は、骨盤が自然に開く姿勢でもあり、腹式呼吸をすることによってお腹の中で内臓がマッサージされ、排泄が促されます。

骨盤まわりをゆるめるには後頭部を蒸しタオルなどで温めるのが効果的です。頭蓋骨と骨盤は連動しているからです。また、おへその下には体を温めるツボ「関元《かんげん》」があり、おしりの上側には副交感神経が集まっている仙骨があります。生理痛がひどいときは、お腹とおしりをカイロで温めるとずいぶん楽になります。

そして、できるだけ鎮痛剤は控えましょう。鎮痛剤は痛みの原因を一時的に遮断して痛みを緩和させるものなので、生理痛の根本的な改善にはならないからです。努力し続ければ生理痛は必ず改善します。

生理中は、体を温めるショウガやシナモン、フェンネル、血を補ってくれるなつめや黒豆を意識してとるようにします。

出血量が多く、痛みがひどい場合は田七人参《でんしち》の粉末がおすすめです。田七人参は、朝鮮人参によく似た植物で、日本でも生薬《しょうやく》として用いられてきました。止血作用があり、最近ではガンの予防効果に関する研究も進んでいます。

また生理中はできれば髪は洗わないほうが望ましいという説もあります。中国の民間医療には、女性の不正出血が止まらないときに、頭皮を冷やすことで子宮の出血を止める治療があるといいます。頭が冷えて血流が悪くなってしまうのです。ですから、できるだけ髪を洗う回数を減らすか、洗ったらすぐにドライヤーで乾かすようにします。

生理最終日から排卵日までの過ごし方

骨盤を閉める・血を補う

生理で開ききった骨盤が、排卵に向けて閉まって立っていくのがこの時期です。月のリズムでは、月が満ちていく期間に当たることが多く、新しいものを吸収するべく外に向かって精力的に動き出したくなる時期でもあります。

骨盤を閉める動きについては〈8番目の月の日〉に記しておきましたので、そちらを参考にしてください。

日常生活では意識して内腿を閉じ、ジーンズをはいていたとしても常にひざをくっつけるようにして座ります。そのとき、おしりの穴を締め、座面に当たるとゴリゴリするおしりの骨（坐骨《ざこつ》）を起点にして上半身を支えるようにします。家の中、会社のデスク、喫茶店、電車の中など、どこでも気がついたらそのように座ります。

おしりの穴を締めるようにすると、うなじがスッと上に伸び、最初は縮こまっていた首や肩の筋肉が引っぱられる感じがするかもしれません。そのうち、だんだん肩の力が抜けて腕の重みが感じられるようになってきます。気がついたら下半身に力を入れて上半身の力を抜く練習をしてみてください。人は上虚下実《じょうきょかじつ》（上半身は力が抜けて下半身に力がこもっている）の状態がもっとも力を発揮しやすいのです。普段の生活で、自分の体の力の入れ具合を意識してみましょう。

またこの時期には、生理中に失った血をしっかり補う必要があります。造血作用があるなつめや黒砂糖を意識してとります。

アロマテラピーを行う場合は、朝はローズマリーやペパーミントなど、スッキリ系のものを使い、交感神経を刺激しましょう。この時期には活動を司る神経である交感神経をしっかりと働かせることが重要です。サイプレスなどで体の締まる力を強めてあげるのもいいでしょう。

体への気づきが深まってくると、いつ排卵されたか、どちらの卵巣から排卵されたかがわかるようになってきます。
排卵前後はもっとも女性らしさが際立つ時期でもあり、精神的にも肉体的にも自分の魅力をまわりに向かって無意識に放つ時期でもあります。性的な衝動も起こりやすい時期でもあるため、そのエネルギーを建設的な方向に向かって使っていくことも大切です。

排卵日から次の生理までの過ごし方

リラックスできる体、出せる体を作る

ご存知のように、生理は子宮内で受精しなかった場合に、子宮で準備したものを体外に排出することです。生理中は「体の毒素を出し切る」ことを意識して過ごしてください。毎月生理があるたびに、心身を１００％リセットできるように。そのためにも、この時期はゆるめやすい体を作ることを目標にします。

排卵まではしっかり交感神経を刺激することに重点を置いてきました。ここからは、副交感神経を刺激し、夜はゆっくり過ごしましょう。

現代女性は、論理思考を司る左脳をたくさん使い、目も酷使しています。ですから、氣が上半身に滞りがちです。後頭部に無意識に緊張が走っていて、それが目の疲れや肩こりにつながっている場合も多々あります。緊張をゆるめるには、後頭部や目のまわりを蒸し

タオルで温めます。それだけで下半身がゆるみます。

体をゆるめる効果のあるラベンダーや、クラリセージの精油を蒸しタオルを作るお湯に1～2滴たらすのもおすすめです。ラベンダーは、生理周期のどの時期にも、また1日のどんな時間帯に用いてもOKなので、備えておくと便利です。

生理期間中に、頭痛を起こすという人も多いでしょう。これは、体にゆるもうとする力が働くことで縮まっている血管を通る血流が増え、まわりの神経を刺激しているからだと考えられます。我慢できない場合は、小さめの帽子や布などで頭蓋骨を締めると和らぎます。ペパーミントの精油を植物油で希釈したものをこめかみや頭頂部に塗るのもいいでしょう。スッキリします。

生理前は、外に排出する力をしっかりと高めておきたいものです。この時期から、新陳代謝をよくする香味野菜を意識してとるといいでしょう。そんなときは、体を温める作用があり、新陳代謝を活発にする食材を使ったメニューがおすすめです。ねぎ、にら、にんにく、ショウガ、たまねぎ、コリアンダーをたっぷり使った玄米ピラフは、最高のデトックス効果があります。

これらの香味野菜を日々意識して食事に取り入れるだけで、生理のトラブルはかなり改善されると思います。

おわりに

月のリズム、そして生理のリズムによって、女性は28日というサイクルで毎月生まれ変わることができます。なんて素敵なことでしょう！

現代は女性が伸びやかに感性を発揮できる時代です。私は、それを押さえ込まずに、応援する男性がもっと増えてきてほしいと願っています。女性が精神的に先に目覚め、男性は女性の感性を尊重しサポートすることで、よりよいパートナーシップが築ける時代なのだと思います。

本書は、自然のリズムや生き方を見失いがちな現代女性がそのリズムを取り戻し、自分の心としっかりと向きあうことで、愛について考えてもらうことを究極の目的としています。夫と二人三脚で、理想のパートナーシップを築くべく今もなお努力し続けている著者なりの視点や、様々な癒しのノウハウを散りばめました。

女性と男性のよりよいパートナーシップこそ、陰と陽のバランスの調和を目的とする宇宙の意思の目指すところなのではないでしょうか？　本書を機に、理想とする愛の形について考えていただければ幸いです。今私は、夫と築いてきた深い信頼関係の中で、子どもを授かり、キリストや仏陀のような、未来の人類を救う人を産み育てたいと願っています。それが私の人生最大のビジョンでもあります。

本書を読んでくださったみなさんも人生を素晴らしいものに、そして意義あるものに感じて、人生という時間のプレゼントを大切に過ごすことができますように。

あなたが本当の幸せをつかむことを心より願って。

最後になりましたが、私をヨガの世界に導いてくださった小山田ゆき先生、指導者として育ててくださった沖ヨガの第一人者である龍村修先生、アロマテラピーを通して女性の体の神秘について教えてくださった宮川明子先生、「お腹」の重要性を教えてくださった寺部久美先生、NLPを教えてくださった勝村良一さん、ELPとアロエベラジュースを伝えてくださった森節子さん、そして人類の歴史には目的があるという、ELPを提唱され、私の最強のメンターである本宮隆久先生に、心より感謝申し上げます。

そして、執筆の機会を与えてくださった日貿出版社の水野渥社長と編集部の佐々木由紀子さんに、心から感謝の言葉を贈らせていただきます。

参考文献（順不同）

ヨハンナ・パウンガー、トーマス・ポッペ著『月の癒し』（飛鳥新社）
ロリー・リード著『月の魔法』（KK ベストセラーズ）
ロリー・リード著『月に映る男の心』（廣済堂出版）
沖ヨガ修道場編 龍村 修・北山佐和子指導『ヨガ呼吸修正法』上・下巻（日貿出版社）
蓮村 奮著『新訂 ファンタスティック・アーユルヴェーダ』（知玄舎）
進藤義晴著『新版 万病を治す冷えとり健康法』（農山漁村文化協会）
野村順一著『色の秘密』（文藝春秋）

＊その日の月齢は、夜空を見て自分の目で確かめるのがいちばんですが、新聞の天気予報欄、インターネット、市販の月齢カレンダー、手帖でも調べることができます。

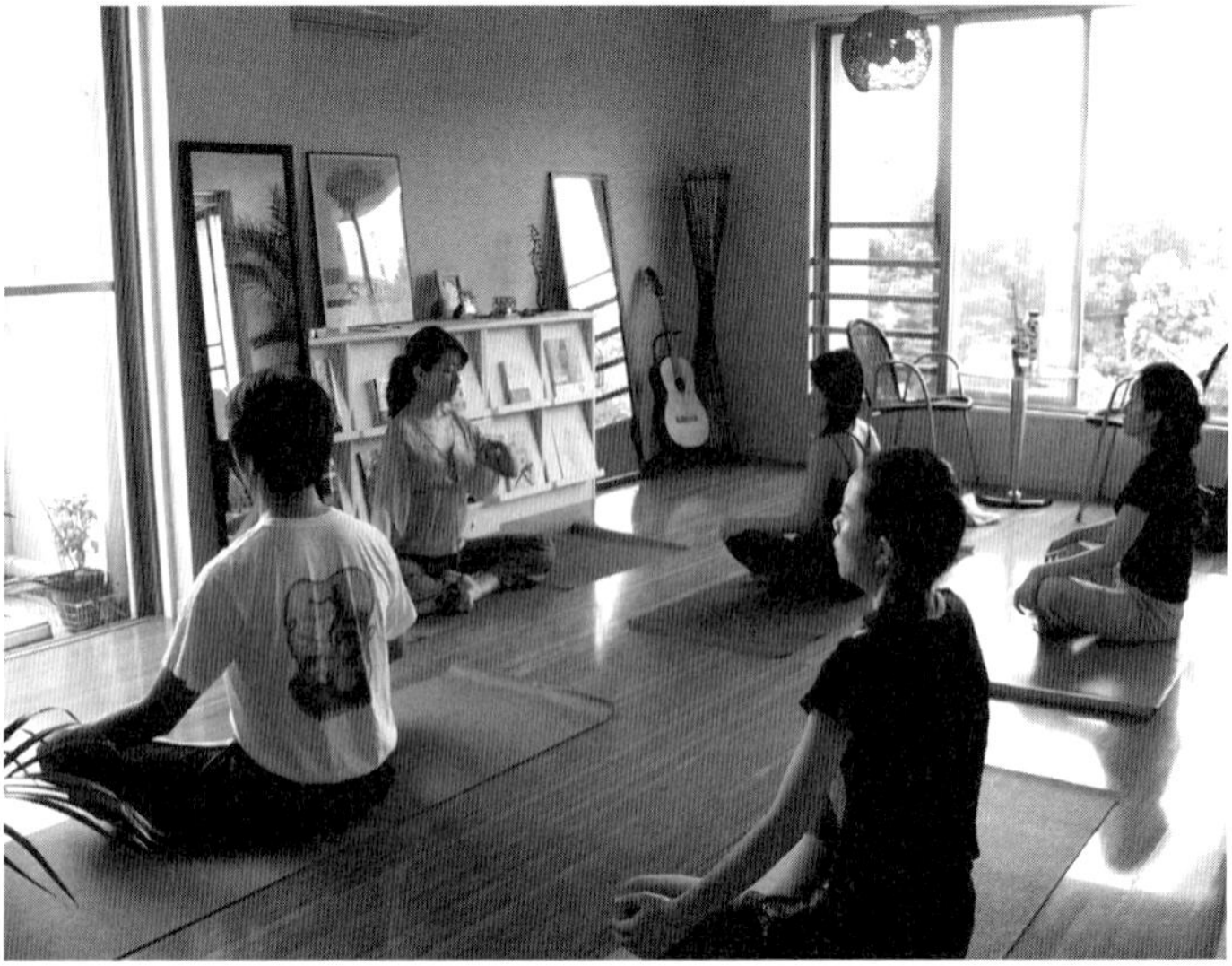

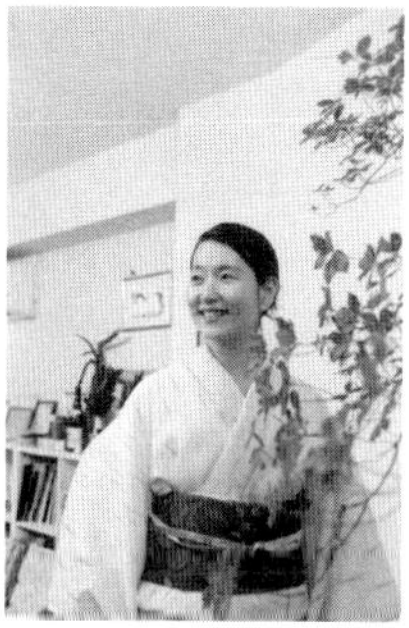

城谷朱美（しろたに あけみ）

1968年生まれ。元NHKディレクター。1997年よりヨガを始め、以来、様々なセラピーを習得。国際総合生活ヨガ研究会インストラクター、AAJ認定アロマテラピーインストラクター、NLPマスタープラクティショナー、カラーセラピスト。

現在は東京・愛知・大阪・神戸を中心にELA（Eternal Life Academy）西日本責任者として講師活動を展開。豊富な知識と経験をもとに心と体を総合的に捉え、その人本来の生き方を見出すための提案を行う。海が臨めるサロンには個人セッションを求めて全国からたくさんの女性が訪れる。

最近ではELPをベースにした、月のリズムに合わせたライフスタイル提案のできる講師養成にも力を入れている。

http://www.akemi-yogastyle.com

本書の内容に関するお問い合せ、及び、城谷朱美さんの活動についてのお問い合せは、弊社「月のリズムセラピー係」に郵便かFAXでお願い申し上げます。

㈱日貿出版社　「月のリズムセラピー」係
〒113-0033　東京都文京区本郷5-2-2
FAX：03-5805-3307

●スタッフ
編集協力——(株)リム企画
カバーデザイン——石田洲治
カバー撮影——荒川健一
本文デザイン・DTP ——(有)石田デザイン事務所
イラスト——中島慶子／二宮右子

女性《じょせい》の心《こころ》と体《からだ》を整《ととの》える28日間《にちかん》のセルフケア・ブック
月《つき》のリズムセラピー

● 定価はカバーに表示してあります

2006年11月20日　初版発行
2012年 6 月10日　6刷発行

著者　城谷朱美《しろたにあけみ》
発行者　川内長成
発行所　株式会社日貿出版社

東京都文京区本郷5-2-2　〒113-0033
電話　(03) 5805-3303
FAX　(03) 5805-3307
振替　00180-3-18495

印刷・製本　日経印刷株式会社

ISBN978-4-8170-7016-6　http://www.nichibou.co.jp/

乱丁・落丁本はお取り替えいたします。